读客® 育儿百问经典工具书

给孩子一生最好的礼物，

是尽早把自己培养成最完美的妈妈！

McGraw Hill Education

0～6岁幼儿

睡眠百科

宝宝睡得好，智商、情商才更高！

每个孩子都能好好睡觉！

[美]伊丽莎白·潘特丽 著 沈佳楠 译

早教经典
畅销全球

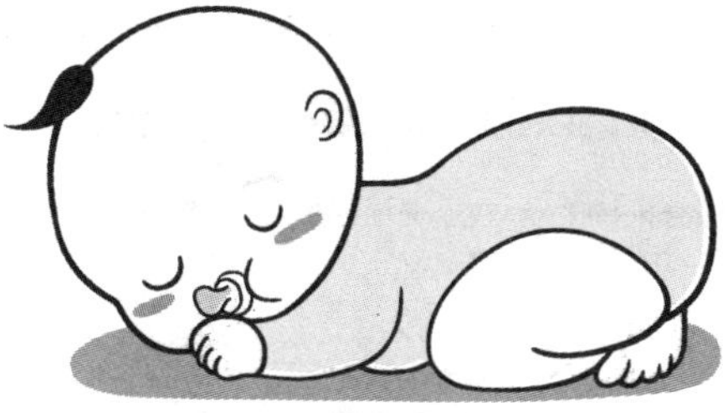

The No-Cry Sleep Solution for Toddlers and Preschoolers: Gentle Ways to Stop Bedtime Battles and Improve Your Child's Sleep

by Elizabeth Pantley

北京联合出版公司
Beijing United Publishing Co.,Ltd

图书在版编目（CIP）数据

0~6岁幼儿睡眠百科 / (美) 潘特丽著 ; 沈佳楠译
. -- 北京 : 北京联合出版公司, 2015.3
ISBN 978-7-5502-4329-3
Ⅰ. ①0… Ⅱ. ①潘… ②沈… Ⅲ. ①婴幼儿—睡眠—基本知识 Ⅳ. ①R174
中国版本图书馆CIP数据核字(2014)第298132号

Elizabeth Pantley
The No-Cry Sleep Solution for Toddlers and Preschoolers: Gentle Ways to Stop Bedtime Battles and Improve Your Child's Sleep
ISBN 978-0-07-144491-0

0~6岁幼儿睡眠百科
作者：[美]伊丽莎白・潘特丽
译者：沈佳楠
责任编辑：李婷　徐秀琴
选题策划：读客图书　021–33608311
特约编辑：王菁　胡艳艳
封面设计：杨贵妮　李子琪
封面插画：刘倩
版式设计：陈宇婕
责任校对：张新元　曹振民

北京联合出版公司出版
（北京市西城区德外大街83号楼9层　100088）
三河市龙大印装有限公司印刷　新华书店经销
2015年6月第1版　2015年6月第1次印刷
字数230千字　680毫米×990毫米　1/16　21.25印张
ISBN 978-7-5502-4329-3
定价：39.80元

如有印刷、装订质量问题，
请致电 010–85866447（免费更换，邮寄到府）

书中所探讨的多数问题都很常见，这让我们重新认识了那些曾经被忽视的幼儿睡眠问题，而针对这些问题，作者与我们分享了许多温和有效的方法，让你能合理运用到你的日常生活中，快速解决睡眠问题，满足你和孩子的需要。

——诺玛·简·伯格纳（Norma Jane Bumgarner）

著有《如何养育婴幼儿》（*Mothering Your Nursing Toddler*）

作者在书中分享了不少幼儿常见睡眠问题的解决方案，并成功风靡整个育儿界，拯救了被孩子的睡眠难题弄得头疼的父母。潘特丽慷慨地为家长们指点迷津，几乎完成了一项不可能的任务——既满足了疲惫的父母对于休息的渴望，又照顾到孩子对亲子关系的需求。她真正做到了由家庭出发，完美兼顾了家长和孩子的需求，方法灵活、易操作又不乏幽默感。你可能再也找不到比这更实用有效的方法了。

——丽莎·波索（Lisa Poisso）

《在线自然家庭》（*Natural Family Online*）杂志主编

孩子哭着不睡是因为他们有需求，而任由他们哭泣不管不顾，既不能满足他们的需求，也无法解决睡眠问题。相较于传统的育儿法，潘特丽的方法温和有效，这正是我们一直以来寻找的突破口。

——杰克·纽曼（Jack Newman）

医学博士，加拿大皇家内科医师学会会员，著有《母乳喂养终极手册》

（*The Ultimate Breastfeeding Book of Answers*）

身为一名医生兼母亲，我从来没有像推崇潘特丽的书一样推崇过其他书。《0～6岁幼儿睡眠百科》告诉父母应时刻保持清晰的头脑，运用正确的方法引导孩子，从而使全家人获得良好的睡眠。伊丽莎白·潘特丽又一次成功了！

——玛莉安娜·平克斯顿（Marianne Pinkston）

医学博士，美国得克萨斯州圣安东尼奥市家庭医生

本书非常实用且深入浅出。潘特丽似乎拥有独特的能力，再无能为力的父母都能在她的帮助下从过去的混乱中顺利解脱，重获亲密的亲子关系。她能够让睡眠变得温和又甜蜜，父母和孩子更能从中感受到与众不同的乐趣。

——达里尔·格兰特（Daryl Grant）

博士，澳大利亚宝宝睡觉网sleep-baby.com网友

身为一名儿科医生，面对的最大挑战是我们常常无法通过一次简短的出诊，就给父母提供彻底全面的育儿建议。现在，我有了一个新的药方！没错，那就是伊丽莎白·潘特丽的《0～6岁幼儿睡眠百科》！

——文森特·伊安内利（Vincent Lannelli）

医学博士，儿科医生，宝宝健康网keepkidshealthy.com总裁，著有《初为人父需要知道的所有事》（*The Everything Father's First Year Book*），三个孩子的父亲，其中一对是双胞胎

目 录

第三章　24个典型睡眠问题，为你找到解决方案

序

哈维·卡普（Harvey Karp）

（美国著名儿科医生和育儿专家，育儿畅销书作家）

我非常喜欢孩子。他们充满好奇心，有趣可爱，对生命有着无限的热情，这股热情总能感染到我。这些小家伙们有使不完的劲儿，即便到了上床合眼的时间——午休也好，晚上睡觉也罢——也闹腾个没完。

近三十多年来，我与来自世界各地的父母一同研究探讨，发现在孩子的早期成长阶段，睡觉一直是一个令人头疼的大问题：孩子没睡好，父母也别想睡好。而值得注意的一个事实是，如果孩子的睡眠持续存在问题，那将严重影响到他的性格发展。同时，睡眠缺乏还会导致各种健康问题以及一系列负面行为，孩子会动不动精神不振或变得容易动怒。

毫无疑问，做父母的都希望孩子们能够健康茁壮地成长，如果抚养孩子能够成为一种享受，那再好不过。然而，对于那些严重缺乏睡眠的父母，孩子在深更半夜没完没了的哭闹，会给他们造成巨大的心理压力。他们不知道如何应对，疲劳和困惑同时纠缠着他们，夜复一夜，只会形成恶性循环。我们都知道良好的睡眠对孩子来说有多么重要，有些父母也会暗自祈祷孩子能够睡得安稳，但是我们却无法生来就知道如何让这些愿望一一实现。

幸好，《0～6岁幼儿睡眠百科》给所有在迷茫中前行的父母们带来了希望。在书中，伊丽莎白·潘特丽用浅显易懂的语言，慢慢告诉你究竟是什么导致了孩子的睡眠问题，并提出她独到深刻的见解。另外，她还列出了一整套有爱又实用的解决方法，让孩子轻轻松松睡个好觉。

伊丽莎白·潘特丽是四个孩子的母亲，我认为没人比她更适合来分享教育心得了。在你实施整个睡眠计划的过程中，你不必感到孤单，因为她会在你身边不断地安慰你，鼓励你。

只要按照书中提到的方法一步步去做，孩子的睡眠就能得到改善，你也会睡得比以前更踏实。更重要的是，你的家人都会从良好的睡眠中获益，和你一起拥有一个平静、健康和幸福的生活。

哈维·卡普医生（Dr. Harvey Karp），美国著名的儿科医生和育儿专家，加利福尼亚大学洛杉矶分校医学院助理教授，圣莫妮卡一家知名私人诊所的创办人。他著有两本超级畅销书，《卡普新生儿安抚法（0～1岁）》（*The Happiest Baby on the Block*）和《卡普儿童行为手册（1～4岁）》（*The Happiest Toddler on the Block*）。他曾多次受邀亮相各大热门电视节目，包括《早安美国》《菲尔博士》《ABC晚间新闻》、CNN有线电视频道节目、Lifetime女性电视频道节目等。他的作品多次刊登于美联社、《时代周刊》《新闻周刊》及《人物》杂志。

前言

当我第一次成为母亲的那一刻，我便开始了一段改变我一生的旅程，一路上伴随着惊喜、享受、挑战，当然还有一份难得的满足感。如此非凡的体验是我从未有过的，我喜欢和我的四个孩子一同分享生活的乐趣，这让我感到难以言表的快乐。作为一个专为父母写书的作者，我很高兴能够一直书写自己最喜欢的话题，每天和不同的人谈论孩子的同时，还能理直气壮地声称自己这是在工作。我有三个孩子已步入青春期。女儿安吉拉十七岁，瓦尼萨十五岁，她们都特别讨人喜欢。儿子大卫十三岁了，也是一个懂事的好孩子。我最小的孩子科尔顿也已经五岁，不再是个小淘气了。一些美好的回忆历历在目，当然也有一些痛苦的经历，我想这在所有的父母身上也一定同样发生过吧。或许在孩子的成长早期，最普遍的问题就是睡眠问题了，更准确地说，就是孩子不想睡觉、不能熟睡、不让你睡。

六天前，我邻居家生了一个女儿。看着这个小甜心和她幸福的爸爸妈妈在一起，我不禁思考起一个问题——孩子刚出生时，父母到底应该以何种态度去对待自己即将来临的失眠问题。即便我们努力避免，这项挑战对于每一个父母而言都是必须经历的问题。我们不得不承认，在你享受着宝宝诞生的喜悦的同时，你就已经接受了往后日子里睡眠不足的这个事实。但是，当睡眠不足从起初的一周两周渐渐演变成好几年，一晃，那个襁褓中的婴儿已经长成为活蹦乱跳的大孩子了。回首过去，你就会感到一种强烈的挫败感。你感到万般疲惫，终于开始反思自己到底做错了什么。不知所措的你甚至以为自己是这个世界上唯一一个还在为孩子的睡眠而烦恼的家长。那么，让我来告诉你："你不是一个人在战斗！"

数据表明，五岁以下的孩子有三分之一晚上睡不着觉，而更多的孩子还无法乖乖白天小睡，即使这对他们很重要。并且，我敢打赌还有相当多的婴幼儿及学龄前儿童每晚都会和父母来一场轰轰烈烈的睡眠大战。即使那些刚出生时睡得香甜的孩子们也不例外——伴随着他们的成长，一堆又一堆的睡眠难题会不请自来。如果你听说有些孩子晚上自主自愿地上床睡觉，早上又不早不晚地醒来，心情愉快、充满活力，那一定是极少数，要不然，怎么会有下面这个统计数据呢——多数情况下，一个四岁的孩子，在晚上看完电视、闹腾一番之后，平均10点才会入睡，然后半夜再醒来两次，哭着闹着要爸爸妈妈陪在身边才愿意继续睡觉。

世界权威的睡眠专家，斯坦福大学的威廉姆·C.德蒙特博士（Dr. William C.Dement）曾在他的著作《睡眠的本质》（*The Promise of Sleep*）中提到："在家长看来，睡眠问题更像是到了一定年龄就会有的事情，而不是一个影响身心健康的严重问题。近些年，儿童睡眠问题变得更加普遍，而多数父母却更倾向把这个现象归为儿童的正常反应，而不是睡眠障碍。"

孩子不睡觉，父母也没法睡。美国国家睡眠基金会研究指出，那些家中有未成年孩子的人们，其睡眠问题发生的概率最高，其中母亲尤其容易失眠。（你一定觉得这很正常吧？）德蒙特博士进一步解释："孩子和成人的不同之处在于，后者会不停地抱怨。成人为孩子不睡觉而焦头烂额，严重的睡眠不足给他造成的挫败感会轻易地引爆他的怒火。"

可想而知，整日睡不好给你的生活将带来多大的影响，更别提作为父母，如果你动不动就发火，整日精神不振，孩子正常的人格发展也会遭受牵连。所以，你的疲惫和痛苦会丝毫不减地转移到孩子的身上。要知道，孩子白天的哭闹通常是因晚上的折腾而起。舒坦的睡眠会带来奇妙的收获，它有助于孩子身心健康的发展，正确生活态度的培养，以及智力发育。

“任其哭闹法”真的好吗？

每当人们试图改善孩子的睡眠问题时，一个奇怪又令人不安的事实是，你永远只有两种选择：要么采取缓和温柔的方法，要么寻找速战速决的捷径——比如任由孩子在床上哭到睡着为止。确实，有时两种方法都能很快达到你期待的效果。但是在大多数情况下，不管采取“温和不哭法”还是“任其哭闹法”，要让他们轻松睡觉，并且保证半夜不会醒来，两种方法都需要花上数周甚至数月的时间。

如果你还深陷在“任其哭闹法”这粒速效药的美丽谎言中，我建议你去询问一些亲身实践过的父母，或者上网浏览家长们的留言板，你就会幡然醒悟。因为这些留言字里行间都充斥着愤怒与焦躁，那全是父母听了孩子们没完没了的哭声后落下的后遗症。其中虽然不乏个别父母忍受了一段时间见效的个例，但是一个假期过后，重感冒、中耳炎、长牙这些不速之客又会搅乱他们辛苦煎熬换来的成果，一切不得不回到原点，重新来过。所以，这个惨不忍睹、几近苛刻的方法，不仅照样要花上很长时间，而且从长远来看，还会影响到孩子对睡眠的态度（严重者会导致惧怕睡眠或靠药物维持睡眠），亲子关系同样会大受影响。

书中的许多数据来自于245组家庭的真实故事，我很感激他们愿意主动完成大量的问卷调查，并如实回答一连串有关孩子睡眠的问题。

其中，有44个家庭自愿担当测试案例。他们仔细阅读完本书手稿，将所学到的方法付诸行动，再定期向我汇报情况。他们提出各自的问题，也给了我不错的建议，并容许我和他们共同探讨他们睡眠计划的制订，以及分享喜悦。我还为他们起了个亲切的昵称——“测试妈妈”，她们都各有特色，诙谐有趣。

测试家庭的基本信息

分布地点

・美国家庭17组（分别来自加利福尼亚州、科罗拉多州、爱荷华州、密歇根州、新墨西哥州、俄亥俄州、宾夕法尼亚州、得克萨斯州、弗吉尼亚州、华盛顿州和威斯康星州）

・加拿大家庭8组（分别来自阿尔伯塔省、不列颠哥伦比亚省和安大略省）

・新西兰家庭8组（分别来自奥克兰、剑桥、基督城、芙蓉海岸、下哈特和旺阿雷）

・英国家庭6组（分别来自阿宾顿、汉普郡、曼彻斯特、牛津郡和萨里郡）

・澳大利亚家庭2组（来自新南威尔士州）

・南非家庭1组

・以色列家庭1组

· 日本家庭1组

孩子性别、年龄

· 28名男孩

· 25名女孩

· 两对双胞胎

· 32名婴幼儿（1～3岁）

· 21名学龄前儿童（3~6岁）

测试家庭的背景也有所不同，包括已婚夫妇、单亲父母以及其他类型的父母组合。他们的学历涵盖高中、本科及硕士学历。他们中有些是全职工作者，有些则从事兼职，还有些在家上班。

这245组家庭及测试妈妈们为了这本书倾情付出，完成调查的同时，还提出了宝贵的意见和想法，感谢她们！

测试妈妈们的成功案例

在开始这段体验前，我先和你分享一些测试妈妈们的成功案例，她们特地写信邀我一同分享成功的喜悦，但愿这会让你信心倍增。

丽莎在写给我的第一封信中写道：

我的女儿坎黛尔快满三岁了，至今还是一夜醒四次。五个月前，她才刚刚适应在我们房间里睡小床，她不喜欢单独睡一个房间。现在又多了一个弟弟，要让她单独睡觉变得难上加难了，我感到太力不从心了！

两个月后，丽莎告诉我她的最新进展：

你知道吗？坎黛尔现在不再缠着我，终于可以在自己房间的床上安然睡到天亮了！一到就寝时间，她只要我一个晚安之吻，仅此而已。丈夫负责替我照顾她（不可思议），他给她讲小故事，轻轻地哄她，然后竖起床栏，离开她的房间，让她一个人慢慢睡着。就这样，一切都水到渠成了！

珍的最初状况是：

我的女儿艾比，十六个月大，每晚要使完性子才肯睡觉，半夜还常常醒来，最多的时候一夜醒四个小时。更夸张的是，每天一到早上五点，她就急切地想起床出门。她的精神状态很糟糕，但就是不想上床睡觉。

七周后，珍在回信中向我反馈，言简意赅：

艾比终于可以一觉睡上十一个小时了！

弗朗西斯第一次向我诉说：

我儿子二十个月大了，让他一次睡觉超过两个小时比登天还难。只有我可以哄他入睡，他根本不听我丈夫的话，而且，每次想要让他睡着，还必须先喂饱他。我不相信让他一直放声大哭会有效果，我觉得这个方法太粗暴了。看在我们一家人如此狼狈不堪的份上，帮帮我们吧！

一个月后，弗朗西斯回信道：

萨姆尔会一个人睡觉了。今天，就在刚才，我喊道：“该上床啦！”他拿起一本小书走到床边，钻进被窝，然后对我说：“妈妈，给我讲个故事。”我轻轻地读给他听，过了一会儿，我告诉他是时候睡觉了。五分钟过后，他就睡着了。这一睡从晚上六点半一直到第二天早上五点半，当中只醒过一次。五点半醒来之后，我很快喂了他一顿奶，他就又接着睡了。想当初他两小时必醒一次，现在进步了这么多，值得表扬。

珍妮特第一次写信给我时是这样说的：

我们急切需要帮助！我的儿子韦斯利，十九个月大了，依旧整晚赖在我床边要吃奶。昨天晚上我特地做了睡眠记录，发现他几乎每隔一小时醒来一次。一般情况下，只有出于必要，我才会在夜间喂奶。我实在不想被继续折磨下去了。

两个月后，珍妮特的回复是：

现在，韦斯利夜晚不需喂奶就能睡得很好，我太高兴了！

孩子是一种奇妙的生物。他们彼此截然不同，成长中每一个阶段的行为表现也都是独一无二的。但本书的方法都能对你有启发，使你和孩子每天晚上睡个好觉。通过这本书，你将会明白孩子可以从良好睡眠中获得什么，一顿好觉到底应该睡多久，以及学会分清在改善孩子睡眠的过程中，哪些行为是积极可取的，哪些则应适可而止。针对那些疑难杂症，我将不遗余力地为你和你的孩子提供有效实用的解决方案，帮助你的孩子从每一次睡眠中获益，你也能加入到那些极少数的父母队伍中去，获得你梦寐以求的安稳睡眠。

现在，开始这段温和、平静的学习之旅吧！

第一章

4步走，逐渐改善孩子睡眠

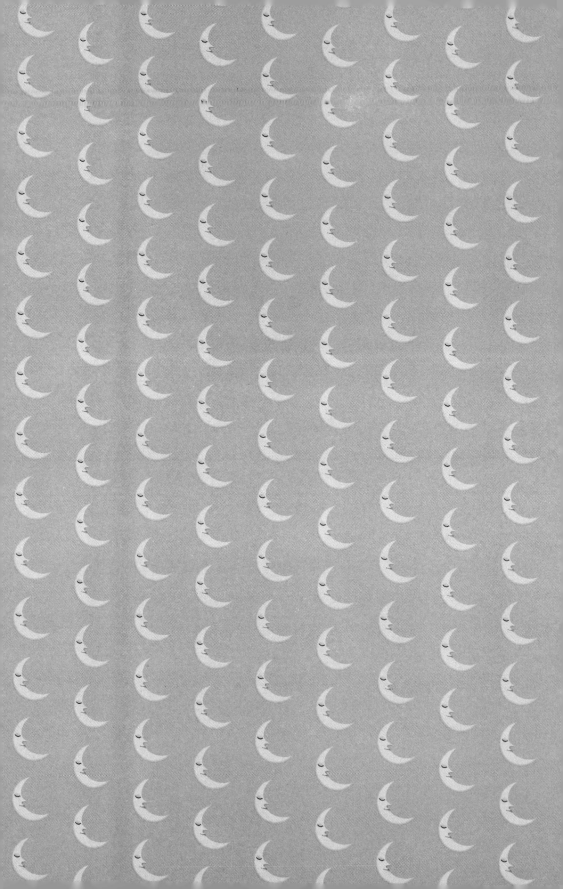

第1步 了解0～6岁幼儿的正常睡眠状况

若你的孩子每晚乖乖入睡，半夜不闹人，早上又能不早不晚地醒来，脸上挂着笑容，心情总是很愉悦，那么你的生活会轻松许多。作为四个孩子的母亲，我想我比大多数人都更清楚这点。当然，我也对每晚上演睡眠大战的苦恼深有体会——不得不放弃本应有的好梦，而只能忍受孩子在床边不停地哭喊。所以我更清楚地知道，我和四个孩子一起进入梦乡，这种来之不易的幸福感会有多么强烈。

在抚养孩子的过程中，睡眠及其衍生出的一系列问题可谓最令人头疼。因为孩子不睡觉，会直接影响到父母的睡眠，甚至波及其日常生活的精神状态及行为表现。

除了一些与睡眠直接相关的问题，孩子的睡眠习惯会进一步影响他在白天的行为举止。睡眠质量差和缺乏充足睡眠，都会造成种种问题，如体质变差、做事懒散、思想偏执、多动症，甚至你会发现连系鞋带、背字母表这些看似简单平常的事对孩子而言都成了问题。

你选择了这本书，就说明你想改变这一切。这也是我写这本书的目的，我在书中分享了许多技巧来助你一臂之力。更重要的是，你将更全面地去了解睡眠。良好的睡眠能使你的孩子保持身心健康，并长远地影响他的将来。

父母脑中幻想的睡着的孩子是一幅安静平和的画面。但事实恰恰相反，睡觉是一项富有动态性的活动，它包含了一系列复杂的阶段，每个阶段对身心发展都发挥着重要作用。下表对睡眠的各个阶段作了详细的描述。

表格1.1　睡眠各个阶段

睡眠阶段	睡眠描述	睡眠深度	身心状态
睡眠前期	昏昏欲睡	因人而异。有些人能顺利进入第一阶段，有些人则会二度活跃，完全清醒过来。	全身放松
第一阶段	慢慢入睡 轻度睡眠	睡眠中，但容易醒来。	产生漂浮感，肌肉放松，心率变慢，呼吸平缓，身体会突然抽动，眼球也会轻微转动。
第二阶段	轻度至中度睡眠	容易醒来	呼吸规律，身体各项机能准备进入深度睡眠。
第三阶段	深度睡眠	不易醒来	呼吸规律，尿床，夜惊，也可能会梦游、说梦话。
第四阶段	最深度睡眠	更难醒来；如果醒来，意识也会很模糊。	呼吸规律，平缓，眼球、肌肉完全放松；尿床，夜惊，也可能会梦游、说梦话。

第五阶段	快速眼动睡眠（做梦）	很容易醒来，或很难醒来，两者都有可能。	肌肉紧绷，心率、呼吸开始不稳定，眼球快速转动。
睡眠惯性	开始清醒	睡眠与清醒之间的过渡状态；之后要么完全清醒，要么继续睡觉。	也许会嗜睡、迷糊、反应迟钝；行动会出现轻微受阻。

睡眠的前四个阶段中，平均每个阶段都会持续5～15分钟。而完整的一个睡眠周期包含五个阶段，共历时90～110分钟。在进入快速眼动睡眠（即第五阶段）前，会再依次返回至第三阶段、第二阶段。因此一个完整的睡眠期如下：昏昏欲睡、第一阶段、第二阶段、第三阶段、第四阶段、第三阶段、第二阶段、第五阶段（快速眼动睡眠）。整晚重复循环，在慢波睡眠（即前四个阶段）与快速眼动睡眠之间来回转换。健康充足的睡眠会使身体的各项机能得到最大程度的恢复，需要完成4～6个循环周期。

五个睡眠阶段与孩子睡眠的关系

对于多数孩子和父母而言，每晚的这些睡眠循环好似乘风破浪，跌宕起伏。而一个容易入睡且不易惊醒的孩子则可以平稳安然地穿梭于每一个睡眠阶段之中。

既然你已清楚关于睡眠阶段的概念及其作用，你可以试着看清五个睡眠阶段与儿童常见睡眠问题的关系。

1．孩子睡觉是一个循序渐进的过程，他需要一定的时间放松下来。如果他刚刚和爸爸在地板上扭成一团玩摔跤，或骑在爸爸背上爬楼梯，在这样兴奋的状态下就很难进入到**第一阶段**，此时必须先让他恢复平静。

2．孩子在睡眠周期的**前几个阶段**特别容易醒来。要是你的孩子本身是个不安定分子，即使他非常累，他也会在熟睡前抽身逃离到现实中来，而不会安稳地进入快速眼动睡眠期。除此之外，在前几个阶段中，只要一有声音或动静，孩子也很容易惊醒。

3．只要一切正常进行，孩子就可以很快入睡。但如果你给孩子讲睡前故事，他已很放松进入到了第一阶段，就快要进入**第二阶段**时，你突然唤他起床上厕所或推搡他，他很有可能完全清醒过来。你中断了睡眠阶段的正常流程，孩子要想再入睡必须从头来过。（没想到吧！）

4．如果你的孩子对睡眠有特殊要求，比如需要你陪在身边，让他觉得有安全感，那么即使将进入到**较深度的睡眠阶段**，只要感觉到你的离开，他也会立刻醒来。

5．**第三和第四阶段**又称深睡眠，主要功能是恢复精力。如果孩子缺乏充足的深睡眠，不论他在第一、第二阶段睡了多久，第二天他还是会感到疲倦嗜睡。一般来讲，那些半夜频繁醒来的孩子，通常都会缺乏足够的深睡眠。

6．相较于成年人，孩子在**第四阶段**的睡眠时间会持续得更久一些。这时，人体会分泌大量的生长激素，这对于孩子的身体发育至关重要。

7. 纵使科学界对快速眼动睡眠的缘由及目的议论纷纷，但它已是你生活中必不可少的部分。大脑整理数据，处理新信息，探究疑难问题，储存记忆及清理空间，这些繁琐的工作统统只有在快速眼动睡眠中才能完成。研究表明，快速眼动睡眠对任何年龄段的人类大脑及心智的正常运作都起着决定性作用。随着睡眠时间的持续，**快速眼动睡眠期**也会逐渐延长，所以孩子睡得越久，他的快速眼动睡眠时间就越长，而快速眼动睡眠期越长的孩子，第二天醒来后，精神状态就越好，心情越舒畅，越充满活力。
8. 正常睡眠是整晚重复睡眠循环。通常，前半夜的**深睡眠（第三、第四阶段）**持续得更久，这就是为什么孩子在后半夜常常容易醒来的原因。
9. 孩子刚从睡梦中醒来时，通常会伴有睡眠惯性，它是一个慢慢苏醒的过程，由睡眠时间及质量决定。一个孩子睡眠越不足，那么迷糊和嗜睡的状态就持续得越久。虽然还没有数据表明两者存在必然联系，但是如果孩子醒来后行事迟钝，睡意朦胧，一直持续好几分钟，这很可能就是没真正睡够的表现。

孩子半夜醒来，主要是因为缺乏安全感

每个人每晚平均最少醒来五次，大多发生在两个睡眠阶段转换之际。对于睡眠质量尚佳的人来说，这些短暂的苏醒并不是什么大不了的事，拍一拍枕头，扯一扯毯子，或检查一下身边的孩子是否安然无恙，就接着继续倒头大睡。

但这些短暂的苏醒在孩子身上会有不同的后果。一个爱睡觉的孩子能很快找到自己舒服满意的姿势继续睡，而一个敏感的孩子则会完全清醒，耗上大半天时间辗转反侧，难以入眠。这样一来，睡眠循环又得从头开始。

孩子也更倾向于产生一种强烈的睡眠联想，将身边的某种事物与睡觉这件事关联起来，借助它们使自己睡着。当他要入睡了，或刚要到达短暂苏醒期，他会先找到让自己舒服安全的东西，才肯继续更深度的睡眠，继续循环周期。

即便人们每晚都会反复醒来，但是事实上，**孩子叫醒父母的主要原因是睡眠联想，他们需要陪伴以获得安全感，才能继续入睡。**

什么是人体生物钟？

人体生物钟，也称为昼夜节律，负责调节人的清醒和睡眠。如果生物钟正常运行，人们在白天就会觉得活力充沛，晚上则相对会感到困倦而容易入睡。人体生物钟的周期实际为25个小时，根据每个人的睡眠习惯、用餐时间及光照时间长短，它能完成相应的调整。

孩子们的生物钟也迥然有别，有些人能很轻易地进行调整，有些人则更为敏感，容易因外部变化而受影响，如熟睡时突然射进的一束光线，厨房里洗碗的嘈杂声，或早上父母设置的闹铃等等。睡眠或就餐时间不规律，晚上太亮及活动量过大或早晨光照过少，都会扰乱孩子的生物钟，打破其平衡，导致难以入睡、睡眠质量差及过早醒来等问题。

人体生物钟每天都需要调整。在下一章中，我会详细阐述一个健康的睡前活动该如何安排，好让孩子的生物钟重回正轨。

孩子乱发脾气、学习不好，可能是没睡饱

当我着手研究睡眠与孩子的关系时，脑中一直盘旋着一个推测，但始终不敢妄下定论。直到我仔细研读完每一份资料后，我才毫不犹豫地立下结论——**那么多孩子之所以会乱发脾气，烦躁不安，做事磨蹭，固执己见，罪魁祸首就是因为缺乏充足的睡眠。**

孩子睡得不好就会将父母拖下水，让他们也备受折磨，这简直是个悲剧。父母逐渐形成慢性疲劳，不管是照看孩子还是解决其他睡眠问题都力不从心，日复一日，年复一年，他们的日常生活犹如深陷泥沼之中，无能为力。最终，孩子性情变得越发暴躁，不愿配合，而父母动不动就会情绪失控。总之，恶性循环——一团糟！

新的研究证明，孩子得不到充分且高质量的睡眠，将会造成一系列问题。

情绪与行为

- 易怒；
- 易抑郁；
- 易情绪激动；
- 攻击性变强；
- 产生各种行为问题；
- 多动症。

身体健康

- 运动协调性变差；
- 自愈能力变弱；

· 生长发育受阻。

学习能力

· 手眼协调能力受损；

· 记忆力衰退；

· 注意力不集中；

· 记忆障碍；

· 优柔寡断，难做决策。

睡眠

· 易哭闹；

· 不能小睡；

· 易做噩梦，易夜惊；

· 易说梦话，易梦游。

康奈尔大学著名睡眠专家詹姆斯·麦斯博士（Dr. James Maas）在他的《睡眠的力量》（*Power Sleep*）一书中指出："良好的睡眠在人类的日常生活中发挥着举足轻重的作用，它能够使你精神奕奕、事半功倍，生理和心理都得到健康发展。"他还做了精辟的总结，"没有充足的睡眠，就谈不上高质量的生活。"

慢性疲劳的糟糕影响

长时间缺乏充足而舒适的睡眠会引发慢性失眠症，让你整日感到疲惫不堪，而这种疲劳又致使你不能入睡或长时间地睡。如此一来，就形成了恶性循环。随后，睡眠质量逐渐下降，睡觉断断续续，频繁地做噩梦，夜惊，说梦话甚至梦游。更糟糕的是，许多父母因孩子的睡眠问题积虑成疾，压力倍增导致失眠，而这种压力也会悄悄地传递到孩子身上。这样只会让你越来越心烦意乱，不知怎么样才能改善一家人的睡眠。

既然睡眠直接影响着孩子的身体健康和幸福指数，那么孩子每天到底需要睡多长时间呢？以色列特拉维夫大学的艾维·萨德博士（Dr. Avi Sadeh）在其睡眠研究报告中指出，**对于孩子而言，即使少睡一小时，也会对他的反应灵敏性及大脑正常运转造成一定程度的影响**，并且在傍晚早些时候就会感到劳累疲倦。这项重大发现瞬间给父母敲响了警钟，仔细观察孩子的睡眠总时间量成为了他们的首要任务。

表格1.2详细列出了各个年龄段的孩子所需的睡眠时间。当然，情况因人而异，有些孩子的确可以睡得比别人少（或者多），但大多数孩子基本符合表格中的数据。

表格1.2　儿童白天小睡及夜间睡眠所需时间（单位：小时）

年龄	白天小睡次数	白天小睡所需时间	夜间睡眠所需时间*	一天总共所需睡眠时间**
12个月	1～2	2～3	11.5～12	13.5～14
18个月	1～2	2～3	11.5～12	13～14
2岁	1	1～2.5	11～12	13～13.5
2岁半	1	1.5～2	11～11.5	13～13.5
3岁	1	1～1.5	11～11.5	12～13

4岁	0～1	0～1	11～11.5	11～12.5
5岁	0～1	0～1	11	11～12

* “夜间睡眠所需时间”不代表不间断的累积睡眠时间，因为睡眠阶段间的短暂醒来是非常正常的。

** “一天总共所需睡眠时间”并不总等于“白天小睡所需时间”与“夜间睡眠所需时间”相加，因为孩子白天小睡时间长了之后，他所需的夜间睡眠的时间就会减少，而夜间睡眠时间长了之后，他所需的白天小睡时间也会减少。

如果你孩子的睡眠时间一直与表格中所列的数字相差甚远，他也许会患上“慢性疲劳”。这会影响到他的白天小睡及夜间睡眠的质量，并直接影响到孩子的行为表现、学习能力及生长发育。

你也许会说“我的孩子看上去并没有多疲惫”，那是因为过度疲劳的孩子通常不会如你所想的那样表现出来。先不去管你孩子的睡眠时间该如何做到与表格中的数字相吻合，因为个体存在差异，但若你的孩子表现出下面的症状，那足以表明他已缺乏充足的睡眠。看看你的孩子是否符合以下几点：

· 越来越爱哭闹，越来越黏人；

· 不睡觉时，时不时吸吮手指或奶嘴；

· 白天总拖着毯子，或手里抓着毛绒玩具；

· 过度活跃，尤其当你觉得他该歇歇的时候；

· 顽固；

· 时常发脾气、易怒或感到沮丧；

· 该睡觉的时候总是很难入睡；

- 在轿车、公交车或者火车上特别容易睡着；
- 看电视时会睡着；
- 晚上睡觉前，会在沙发或地板上打瞌睡；
- 早上屋内安静时会睡着；
- 早上要花很长时间才能清醒；
- 似乎总没有休息好，精力不充沛；
- 看上去不快乐。

慢性疲劳的孩子们并不了解睡眠的重要性，常常会抵触睡眠。所以只有家长才能帮助孩子获得他所需要的好睡眠。

专家认为，童年养成的睡眠习惯会对人们日后的身体素质、情绪健康、学习能力及行为表现造成影响。因此，从现在开始培养孩子正确的睡眠习惯吧，这会让他获益一生。

你的孩子存在睡眠问题吗？

在孩子成长的早期阶段，每个人对抚养孩子这件事都有自己的一套，有些人的观点甚至会让你忽略某些事实，所以，请静下心来，深呼吸，将那些阻挡在你育儿道路上的障碍统统清除——第一步就是先分清哪些是正常现象，哪些是真正的问题。

这种睡眠状态，不需要改变。

孩子睡眠充足，你也睡得香甜，一家人对现在的生活都心满意足，可是你的公婆、朋友或邻居总是不厌其烦地告诉你，哪些地方你做错了，必须得改。可能孩子和你一起玩到深夜才睡觉，第二天中午再起床；可能你们和孩子一起在大床上睡觉，小床上却堆满了毛绒玩具；可能妈妈躺在小床上，爸爸睡沙发，孩子在卧室地板上四仰八叉；可能每晚一家人都在床上打闹玩乐，玩累才睡；可能你们睡前两个小时都安排得满满当当，看书，唱歌，按摩，一个不落；可能你两岁的孩子依旧需要哺乳才能入睡，你那三岁的孩子要在床头放五只奶嘴和一个毛绒玩具才肯睡觉……

不管怎么说，你只要把握一个原则——如果你和孩子睡得都很好，家里的所有人生活得也快乐有序，那么，无论谁对你家的睡眠状况指手画脚，你都可以一概无视。

这种情况下，你唯一需要改变的就是学会坦然应对那些不必要的建议。你可以在每次谈及睡眠时巧妙地转移话题，或事先做好充分研究，来证明你的教育有方。

在本书中，你可以学到更多睡眠知识，请多与全家人分享，没准儿他们也能从中获益，拥有健康好睡眠。至于那些原本就对你和孩子有益见效的方法，千万不要强迫自己改变。

这些睡眠状况，需要改变。

我们再来看下另外一种状况——也许你家的睡眠状况不尽如人意，曾经有效的方法也遭遇了瓶颈，或者说这些方法本来就不见得正确，只是你从来不知该如何改变；也许你的孩子睡眠质量差，并且已经显现出过度疲劳的各种症状；也许你的孩子睡得很香，但是你却因过去很长一段时间孩子在半夜的哭闹而变得容易失眠，极其渴望安稳的睡眠……那么你需要制订一套更完善持久的睡眠计划，并付诸实践，种种问题就能迎刃而解了。

除了明白优质睡眠对全家人的重要性之外，我们还要进一步去了解良好睡眠的基础要素，并找到睡眠问题对应的具体解决方案。

第2步 观察并记录孩子的实际睡眠情况

改善孩子睡眠的第一步就是：选取最近比较典型的一天，记录下孩子的睡眠状况。这有助于你分析他的睡眠，根据实际情况具体应对。建议你每隔二至四个星期做一次记录，这样，你会慢慢发现孩子的睡眠正发生改变，必要的话，你再进一步做适当的调整。

这些记录是通往胜利之路上必不可少的小帮手，偶尔出乱子时你也不必慌张，只需对照一下，一切就一目了然了。

如果你有“记录恐惧症”，或只要看一眼它们就会浑身起鸡皮疙瘩，那么你大可跳过这个阶段，直接开始制订计划吧。不过，许多家长坚持每隔二至四个星期做一次记录后，不但了解了孩子的睡眠习惯，而且更加明白怎样改善孩子现有的睡眠问题以及为什么需要改善。注意，不要过于频繁地做记录，否则会给孩子和你自己都带来压力和紧张情绪。

你需要具体记录如下三个时间段的内容——白天小睡时间、睡前时间和晚上夜醒时间（样例详见下文）。保持记录，了解孩子的睡眠，为他定制一份专属计划。

白天的小睡对晚上睡眠有很大的影响，所以一份详细的小睡记录必不可少。你可以观察到孩子花了多少时间入睡，通过什么方式入睡以及睡觉的时间、地点及持续时间，这些对你的计划实施价值很大。

晚上的睡前安排记录也是至关重要的一步。它有助于你知道怎样的睡前活动能够让孩子放松，妨碍了小家伙的良好睡眠。只需在睡前两个小时，简单记录孩子正在进行怎样的活动及周遭情形，一直到他睡着为止，就可以了。

至于夜醒记录，需要留意的是孩子一夜醒来的次数及具体时长，你做了什么，孩子的反应又如何以及夜醒之间睡着的时间长短。你可以在床边放好一支笔和一本便笺本，夜里大致做下记录，第二天再做详细的整理。

以上所有的记录都是你成功路上不可缺少的重要一环。它们时刻监测着你的计划进程，为你梦寐以求的完美方案指明方向。

白天小睡记录

日期	小睡时间	入睡方式	入睡时的地点	睡觉地点	持续时间
X月X日	13:15	看电视时	沙发上	在他的床上	1小时20分钟

晚上睡前活动记录

活动强度：☐ 激烈 ☐ 适中 ☐ 平缓

声音环境：☐ 吵闹 ☐ 适中 ☐ 安静

光照强度：☐ 明亮 ☐ 适中 ☐ 黑暗

日期	时间	我们在做什么	活动强度	声音环境	光照强度
X月X日	18:30	吃晚饭	适中	适中	明亮

*如果孩子上床后又下了床，请一同在记录里写明。

夜醒记录

时间	如何吵醒我的	持续时间和我的应对措施	再次入睡的方式	与上次醒来相隔多久
22:40	哭闹，叫我	15分钟；轻摇	轻摇	2小时10分钟

夜醒记录总结

入睡时间：______________________

夜醒时间：______________________

总计醒来次数：______________________

最久的一次睡眠时长：______________________

总计睡眠时间：______________________

孩子睡眠情况总结

现在总结一下各项睡眠记录，然后仔细阅读第二章的“8个诀窍”，并回答以下问题：

1.对照第11页的表格1.2，回答以下问题：

· 孩子一夜需要多久的睡眠？_____________

· 实际上，孩子一夜睡了多久？_____________

· 孩子白天小睡需要多长时间？_____________

· 实际上，孩子白天小睡睡了多久？_____________

· 孩子一天总共需要多少睡眠？_____________

· 实际上，孩子一天总共睡了多久？_____________

· 相较于表格1.2中建议的睡眠时间，孩子的完成度如何？

白天睡眠（多/少）睡了______个小时

夜间睡眠（多/少）睡了______个小时

2.对照本书第9~10页，孩子有书中所描述的睡眠不足的表现吗？有几项？____________

3.孩子睡前有逐步放松的过程吗？____________

4.睡前几个小时，孩子处于平静缓和、光线昏暗的环境中吗？____________

5.孩子每晚的睡眠时间固定吗？（允许半小时的时间差）____________

6.你安排有效且固定的睡前活动了吗？（包含具体的结束活动以及关灯准备时间）____________

7.孩子睡前吃的食物在数量及种类上都恰当，且让他慢慢放松、有昏昏欲睡的感觉吗？（参照第68页）____________

8.你的睡前活动安排能让孩子放松下来并产生困意吗？____________

9.孩子的睡眠环境有利于他的睡眠吗？（参照第58页）____________

10.孩子夜醒后，几乎每晚你都会哄他再次入睡吗？____________

11.为了让孩子入睡，你具体采取了什么方法呢？（例如哺乳、轻摇、给他一个奶瓶，等等）____________

12.孩子每天早晨差不多都在同一时间醒来吗？（允许半小时的时间差）____________

13.孩子每天都会有充足的活动量，从而更容易在晚上感到疲倦吗？____________

14.通过记录下孩子的睡眠方式及回答以上问题，你从中发现了什么问题吗？你认为应该做哪些改变？______________________________

____

第3步 制订孩子的睡眠计划

没错，你能在这本书里找到大量的解决方案。在第二章中，我将会提出一系列重要的建议，它们都非常具体，目标明确，你只需根据自身情况、性格特征及家庭情况，选择最适合你的方法，最大程度上结合自己的睡眠计划，并切实履行。

要想迅速看到孩子的睡眠有所改善，这与许多因素密不可分：比如你是如何评估孩子目前的睡眠方式的，你是否周密地思考过你的计划，你是否持之以恒、始终如一，孩子本身的性格，等等。写下你的计划，你所有的想法便于时刻查询，牢记你要做的每一件事，尤其每当夜晚，你疲惫不堪，记不清计划里的细节时，拿出写下的计划，继续坚持！即便最初只能看到微小的变化，也要相信自己，相信终会看到质的飞跃。如果还没确立具体的计划，也没关系——有任何想法，就先行动起来，越早越好，别犹豫！

整个过程中，你需要放平心态，有始有终——每一个改变都需要花上最少两三个星期才能看到效果。想要一两天就立竿见影是根本不可能的。本书的方法虽不是速效药，却能让你孩子的睡眠质量越来越好。记住，教育孩子不是百米冲刺，而是一场马拉松。一切才刚刚开始，不必给自己或孩子太多的压力。

你可以复印一份下面的计划，并认真填写完。下列计划提供的是一个大致思路。当你在本书中发现了一些具体情况的解决方法，可以记录下相关页码，方便日后查阅。

制订睡眠计划

制订计划前，先把你认为最重要的事、每一个家庭成员期望获得的成果以及你的个人目标写下来，然后回答下面的问题，最后开始制订计划。

对我来说，目前最令人沮丧、最具破坏力的事情是：

____

例如：他每晚醒来3～5次。

我希望经过睡眠计划后获得的成效是：

____

例如：正确认识问题，制订解决方案，减少心理压力。

我的目标是：

____

例如：晚上10点到早上6点之间，孩子能够安睡。

睡眠计划

我们将于______（日期）开始实行_____（姓名）的睡眠计划。

我们将于____（时间）开始执行___（姓名）的睡前活动安排。

我们的睡前活动如下：

大致时间	活动项目

夜晚关灯时间：____________

早起时间：____________（可以有半小时误差）

白天打盹时间：____________

针对我们家的特殊方法：

第______页方法：____________________

阐述你的想法以及需要做什么：

____

第______页方法：____________________

阐述你的想法以及需要做什么：

____

第______页方法：____________________

阐述你的想法以及需要做什么：

____

第______页方法：________________________________

阐述你的想法以及需要做什么：

____

第______页方法：________________________________

阐述你的想法以及需要做什么：

____

第4步 实施计划：言行一致，持之以恒

当你因为孩子的睡眠问题而无法安睡时，睡眠不足及对睡眠的强烈渴望就会横亘在你前行的路上，进一步阻碍你理性地思考。

更糟糕的是，许多人会诱导你去相信这样一个歪理——孩子的睡眠习惯之所以错误、不正常、不能乖乖睡觉到大天亮，全都是你一手造成的。他们会说你这也不对那也不对，对你面临的种种问题妄加断言，比如你不该在晚上哺乳，当孩子醒来时你不能给他奶瓶，不能和孩子同睡一张床，不该让他白天小睡睡得太久等等。当然，这些人还会告诉你一个一两天就能奏效的“好方法”——你只要把孩子在床上安顿好，关上门，戴上耳塞，任由他哭闹直到睡着为止。但是，这个可笑的建议只会让情况越来越糟。因此，第一步，我们先来消除你内心的彷徨与困惑。

孩子睡不好是父母的错吗?

孩子睡不好就一定是父母的错吗？美国国家睡眠基金会对1473对父母进行了相关调查，其中一个问题涉及是否愿意改变孩子的睡眠方式。77%的婴幼儿父母以及82%的学龄前儿童的父母一致表示，如果可以，他们会采取必要的措施去改善孩子的睡眠。那么，孩子睡眠不好，是因为这些父母平时的做法有问题吗？还是说孩子本来

就不会像大人一样睡觉？或许真正的问题恰恰在于人们普遍认为孩子就应该像大人一样睡觉。

没错，父母所做的任何事都会对孩子的睡眠产生影响。孩子是复杂微妙的生物，即使你把现在的做法都来个一百八十度大转变，他们的睡眠问题可能依然会存在，因为他们也会随之变着法儿不睡觉。我每个月都会收到上百封父母寄来的信件，他们睡眠不足，有着大大小小的睡眠问题，但日常生活却并不雷同。参与测试的父母们亦是如此。这些家庭来自世界各地，有些是幸福完整的一家人，有些是单亲家庭，还有些是几代同堂的大家庭；有些夫妻双方都有工作，有些只有一人上班，还有的夫妻二人都是全职家长；有些孩子会上一天日托班，有些只是半天，还有的整天在家；有些孩子和父母同睡一张床，有些则会睡在小床上或沙发上；有些妈妈会哺乳，有些则用奶瓶喂奶；有些孩子要吸奶嘴，有些则没这个需要。无论是哪方面不同，问题和困扰始终会出现。所以，也就不会有放之四海而皆准的方法能保证晚上7点孩子自己乖乖睡觉，第二天早上愉快地起床。

让孩子哭就能解决问题吗？

如果你任由孩子哭到睡着为止，并自以为单凭一两天的侥幸成功就能解决所有问题，那前文所说的失败概率就不会那么高了。况且，如果真有立竿见影的秘笈，那么它恐怕早就传遍全世界了。有些人提倡任由孩子放声大哭，并认为这能迅速奏效。但对孩子来说，哭闹时间增多，睡眠时间就相应减少。而这过程往往得持续数周甚至数月，孩子才会明白哭闹不管用。好不容易有了一点改善，长牙、生病、假期、突发事件和身体发育时又会旧戏重演。由此可见，“哭个几晚=大功告成”这样“先苦后甜”的想法是天真而不切实际的。不费吹灰之力就想获得胜利，不可能！下面这些真实事例可以消除你心中的疑惑。

六周训练终告失败……深感绝望！

求救各位！我再也受不了一丁点哭声了，真的累坏了！内心充满着挫败感和愤怒！这根本就是恶性循环……我儿子已经哭累了却还是不停地哭，他再也不像以前那么快乐了……

我已经走投无路了！啊啊啊啊啊！

在我的孩子一岁零十个月的时候，我们给她睡的地方竖起了围栏，无论如何都要让她乖乖待在里面。她精力一直很旺盛，直到晚上九点半才知道上床睡觉。通常一晚上她至少得醒来四次。每次醒来，我们就任由她大哭，没一会儿就睡着了，可是过了一会儿又醒了，继续哭。她现在已经三岁了，还是没学会好好睡觉。我担心这状况还会继续下去。

糟糕透顶：每天要哭四个小时才罢休

情况越来越糟了。儿子白天的小睡时间越来越短，但他哭得却越来越久，并且很容易醒来。他要先哭上四个小时，再断断续续地睡差不多十个小时。我是在折磨这个孩子吗？我真的又累又气又无奈又自责！

哭不够：十九个月大的孩子又得重新来过

这俨然是个噩梦。他好不容易经历了各种磨难（重感冒、咳嗽、长牙等等），我们又碰上另外一个难题——他又开始一哭就是好几个小时。我真的很想知道，要哭多少才算够啊？

孩子到底要哭闹多久？

我一直都坚持一个观点——父母绝不该让宝宝们哭到睡着为止。和一些睡眠教育的书里所提倡的恰恰相反，我不赞同应该让婴幼儿或学龄前儿童没完没了地大哭，闹脾气，甚至哭到要吐也不要去管。相比摔门而出，气得发抖，其实有无数种方法能够助你提升孩子的睡眠质量。当然，让一个稍大些的幼儿或者学龄前儿童适当地哭几分钟，某种程度上也是有好处的。许多温和的父母们经过考量，制订出一套完整又体贴的睡眠计划，计划中他们都愿意让孩子们偶尔哭上一小会儿。比如一些婴幼儿一晚上得喂上十次奶，要是他哭了，父母分工明确，爸爸负责把他抱在手臂里轻摇哄入睡，这样好让早已疲惫不堪的妈妈稍微补个觉。一种是把孩子扔在婴儿床里，关上门，无视他的哭喊，另一种是建立完善的睡眠计划，包括温和的睡前活动，安静耐心的哄睡方式，即便在关灯后，他稍稍哭闹表示抗议也不要紧，这两者的差别显而易见。也就是说，如果你的孩子哭闹是因为你禁止他在晚饭前吃糖，或者在家里乱涂乱画，你也不会觉得应该妥协。同理，当你下定决心将“零哭闹”睡眠计划付诸实践，即使过程中孩子还是哭了一点点，你也不必灰心。只要在白天给孩子足够的爱和呵护，加上一份保证逐步实施整个睡眠计划的决心，你就可以让孩子流最少眼泪。

面对孩子的哭闹，每位家长都有不同的忍耐限度。每个孩子因为哭带来的影响也各有不同。一些孩子在睡前哭二十分钟也不会怎样，而一些孩子只要被放在一边一小会儿，就哭得撕心裂肺。这很大程度上是由孩子的性格、睡眠问题以及父母在三岁前对他的关爱程度所决定的。就拿我的四个孩子来说，虽然都在同一个家庭环境中长大，但他们的表达方式和处事方式却各有不同。**作为家长，你的职责就是学着读懂你的孩子，并且在适当时，给予他最需要的关心和爱护。**

毫无疑问，父母们的最终目标是孩子不哭不闹，乖乖睡觉。要想如愿以偿，就要做出改变。这过程中，你需要了解孩子真正的需求，并听从自己的心声。如果你感觉不对，那可能这个方法并不适合你。如果孩子抵触这些改变，也并不意味着你应该放弃，你只是需要多些思考，做出相应调整。

家长真实案例

我好好研究了一番睡眠时间表，才发现杰达原来一直都缺乏睡眠，尤其是从六个月前她不白天小睡开始。周一吃过午饭，她又摆出一副闷闷不乐的样子，我决定试着好好让她睡上一顿午觉。我让她喝了点牛奶，给她讲完故事，打开白噪音[①]，然后拉上窗帘，把她放入婴儿床，关门离开。杰达哭了十分钟，要是在以前，没过五分钟我就冲进去将她抱起了，但是这一次我忍住没动。我暗想，这是必经之路，只能忍着，不能放弃，只有这样才能测试出结果。果然，她睡着了！这一睡睡了一个多小时！紧接着周二、周三，午间她都睡了一个多小时。尽管这两次她都会先哭上个十来分钟，但是醒来后却心情愉悦，精神饱满。我曾经并未意识到良好的睡眠是多么重要，只是单纯地认为孩子脾气太倔，并不知道她的身心一直处于疲劳状态，还整整六个月误以为她根本不需要白天小睡。对此，我深感自责。

——妈妈乔莉娜，孩子杰达两岁

制订一个长效的睡眠计划

要想改变孩子的睡眠时间、白天小睡时间和睡眠习惯，过程非常复杂，因为它们涉及太多方面，你需要时间和精力去摸索、寻找解决方法，然后才能付诸行动。除此之外，你的睡眠计划应当随着孩子的成长而调整。如果你只是随意蹦出一两个想法，实行时又三天打鱼两天晒网，那你几乎不可能看到任何改善。半夜常醒的苦恼和严格实施睡眠计划相比，更让人抓狂的一定是前者。只要认同这

① 白噪音（white noise）：是一种频率分量的功率在整个可听范围（0~20KHZ）内都是均匀的声音。由于人耳对高频更敏感，白噪音听上去如同沙沙声。对新生儿家长来说，利用白噪音来停止婴儿的哭泣是一种很有效的声音治疗方法。

点，你就会产生强大的驱动力去执行。下面6个步骤，能让你有条不紊地见到成效！

第1步 认清孩子的睡眠问题。

每个孩子各有不同，每个家庭也不可能完全一样，因此，要想制订一个符合大众的睡眠改善方案是不可能的。你需要细致的观察，分辨出孩子具体的睡眠问题。同时，要考虑到每对父母的需求是不同的，所以方法也会因人而异。

第2步 找到正确的解决方法。

每个家庭都有不同的风格和处事态度。你不能盲目接受别人的方法，因为它不一定会对你有效，所以要找到适合自己的有效方法。这个方法既不能让你的家人、孩子排斥，最重要的是，它还能满足你们的睡眠需求。

第3步 把解决方法融入一个完整的睡眠计划，包括白天小睡、睡前活动和起床方式。

知道一些好方法只是开始，选择适合你的，把它们融入你的计划中，写下来，这样有时累到无法思考的时候，就可以拿出来看，就不会遗漏每天计划中要做的事了。

第4步 每天都认真落实计划的每一步。

制订了睡眠计划，却只停留在纸面而不付诸行动，这就好比只是列出购物清单，然后却去公园里溜达了一圈。行动吧，你需要行动！只有行动，你才会看到惊人的成果！请坚持不懈，抱着积极的态度去改变。

第5步 视情况需要，适当做出调整。

一开始就想制订一项完美的计划，这事儿几乎不可能。通常情况下，随着你更深入地了解孩子的睡眠，在逐步实施计划的过程中，需要对计划做出相应的调整。当然，除非你已保证每一步都充分落实到位，不然不要草率地去评判它是否有效。在你真正确定哪个解决方案正确、有效前，你需要不断地完善现有的计划。

第6步 放平心态，不要急于求成。

就如我们在生活中所经历的情况一样，若想看到改变，就得付出时间与精力。此外必须承认，无论计划多么完美，总会遇到各种各样的状况——例如：到了就寝时间，你和孩子却还在生日宴会上；或者孩子患上了重感冒，让你措手不及；经过繁忙的一天，你已累得毫无力气，更别说跑前跑后地照顾孩子……因此你别无选择，用最简单的方式把孩子扔到了你的床上。但别因为这些再自然不过的小插曲就放弃，掸一掸身上的尘土，继续向前。教育孩子本不是轻而易举的事，更不是什么比赛，没有人会因为让孩子又快又好地睡着而获得奖项。教育是一趟终身的旅程。放轻松，慢慢来，你踏上旅程，曙光就在眼前。

带着对孩子的爱实施睡眠计划

你还记得上周二的午饭吃的是什么吗？上个月带孩子出去游玩时，你为他穿的是哪件衣服？我想，很少有人能给出准确的回答。同样，今天你所面对的睡眠问题，也终将会在你的记忆中慢慢褪去。这些问题现在看来困难重重，那是因为通常在深夜、在你感到疲惫之时，它们才会缓缓逼近。白天你要陪精力旺盛的孩子玩耍，夜晚当你迫切地需要休息时，孩子的睡眠成了棘手问题。然而时光荏苒，所有的这些都会淡去，与接下来漫长的教养孩子的十几年相比，现在再严重的睡眠问题在你的未来回首时也将不过是过眼云烟而已。

这一切并不简单，但是保持愉悦的心情和幽默感会大有裨益。孩子的童年很短暂，而这转瞬即逝的美好时光是人的一生当中最奇妙、最宝贵的经历。将来，你最怀念的也许就是曾经做过的滑稽事和抚养小家伙的种种乐趣，你恨不得再多给他们一点爱。既然如此，为什么不从现在开始呢？

所以，回头再想，即使半夜三点被孩子戳醒，即使你的小捣蛋从床上跳下来十五次不停地问你还有多久才能过生日，即使你千辛万苦为孩子挑选了最精美的儿童床，但他就是不愿意坐在上面，还在旁边笑话你，你也没什么可抱怨的，因为爱是如此珍贵。站在床边，心满意足地看着眼前可爱的小宝贝安静地睡着，这是多么幸福的一件事啊。别急，一切都会好起来的。让爱指引你，所有的问题都会迎刃而解。

第二章

8个诀窍，让孩子爱上睡觉

既然你下定决心改善孩子的睡眠，就要明白，这事并不简单，难度系数相当于完成一幅高难度的拼图。纵使你内心如何急切地想要拼完，但你必须耐心地将每一块正确拼合，任何一块拼错，这幅图就会失败。

每个孩子的睡眠问题各不相同，有些会做噩梦；有些怕黑；有些半夜会频繁地去找爸爸妈妈；有些早上醒得太早；还有些晚上睡得太晚。每个问题都好比一块拼图，需要一步步地将它们放正确。

你可以按你自己的方式来拼图，但是通常而言，最容易、最规律的步骤是先把外围的框架搭好，再往里面慢慢填充。睡眠专家指出，人们的性格截然不同，但是在睡眠问题上，却有着惊人的相似。无论年龄差距多大还是有其他特殊的睡眠问题，有些方法对所有人都会起作用。本章的8个诀窍，就像是所有孩子的睡眠拼图上最外围的那几块，有了它们，你就有了最基本的蓝图。

如果在接下来的三十天里，你坚持将计划付诸实践，孩子的睡眠质量就会得到显著改善。如果你同时运用了第三章里针对特殊睡眠问题的方法，不单是孩子的睡眠，他的情绪也会改善。而最最重要的是，你会睡得越来越香甜，对各种事情的看法也会焕然一新。

废话少说，每个孩子都适用的8个诀窍，我们赶紧学习起来吧！（这些方法同样适用于六岁以上的孩子和大人，好好运用，让你的家人从此都拥有舒适的睡眠吧！）

诀窍1 作息规律，生物钟才不紊乱

第一章中曾提到，孩子的生物钟负责调节他的清醒与睡眠。它就像一台走时准确的时钟，当它随着孩子一天活动的步调而正常运作时，孩子就能够很快入睡，早上醒来的时候也会神清气爽。然而，如果孩子的作息时间与自然节奏不同步，就会造成白天的喜怒无常及各种生理、心理上的问题。

人体生物钟的周期为一天25个小时，并且每天都需要调整才能达到最高效的状态。而且，对于前后不一致的睡眠安排，只有极少数孩子能做到应变自如。因此，第一步，也是必不可少的一步——明确规定孩子的作息时间。

好消息是，掌握孩子的作息规律后，一切都会变得游刃有余。并且，当孩子的睡眠步入正轨后，你会发现即使偶尔由于客观原因没法遵守计划也并无大碍。总之，要想获得良好的睡眠，找到合理的就寝时间才是重中之重。

需要注意的是，孩子的生物钟有它原有的节奏，这一点许多父母常常忽视，他们强迫孩子遵循自己设置的时间表，结果总是弄巧成拙。更何况，过于苛刻地跟着计划来，或多或少会给你和孩子带来压力。因此，最好的方法是细心观察孩子原有的作息规律，以此为基础慢慢改变，这样一来不用因为强制安排而多走弯路，二来会从规律的作息时间中获益更多。

几点睡觉最合适？

大量的研究数据表明，绝大多数的孩子在傍晚就会产生困意，即6点半至7点半之间。研究还指出，早睡对孩子的血压、心率有益，还有助于皮质醇的释放（压力状态下，身体需要皮质醇来维持正常生理机能）。相反，睡得越晚的孩子，夜间醒来的次数就越频繁，第二天也更容易早醒。也就是说，睡得越早，就能睡得越长越好。因此，应当尽量避免晚间和孩子嬉笑打闹，早些安排娱乐活动会更有效。

也许你会说，那些精力旺盛的孩子即便再晚，还是活蹦乱跳，丝毫不见疲倦。然而，事实并非如此。孩子之所以在晚上九、十点睡不着，是因为早在几个小时以前他就产生困意却没能入睡，**身体负荷运转后，就会呈现出哭闹不止或过度活跃的状态**。甚至在傍晚时小睡的时候，他就已经准备好一觉睡到第二天了，却常被人叫醒，所以，最好让孩子晚上早点睡觉，白天小睡也不要太晚。

一个正好符合孩子生物钟的睡眠时间可以起到事半功倍的效果。《睡眠的本质》（*The Promise of Sleep*）的作者威廉姆·C.德蒙特博士（Dr. William C.Dement）曾强调："如果推迟了孩子的睡眠时间，哪怕是半个小时，后果将会很严重。"**孩子到了该睡觉的时间却没有睡，他就会变得烦躁不安，和你闹脾气。长此以往，睡觉就变得越发困难，睡得不好或过早醒来等各种问题便会纷至沓来。**

孩子睡得太晚吗？

在睡前的几个小时内，仔细观察你的孩子：他是否轻松愉悦？你在安排睡前活动的时候，他是否心情舒畅？又是否能够自愿地上床睡觉？如果答案都是肯定的话，即便是晚上十点，这个睡眠时间对他而言也是再适合不过的了。

反之，如果孩子有如下表现，很有可能是他的就寝时间过晚了。

- 他只要一有烦躁不安或心情不佳，睡前就容易发脾气；
- 一到晚上，他就生龙活虎，很难乖乖睡觉；
- 你发现他已经很疲惫，但就是不愿按时睡觉；
- 如果在车里，他就能很快入睡；
- 只要开着电视机，他就会昏昏欲睡；
- 晚上他的疲劳举止会变多，比如吮手指、裹在毯子里、奶瓶不离手或要爸妈陪在身边；
- 你刚换上睡衣或在刷牙，他就会闹脾气或哇哇大哭；
- 早上，你必须大声喊他起床，他还老不情愿。

如果你的孩子有以上任何一种行为，很有可能是他的就寝时间过晚了，只要稍稍把时间提前，就能改善目前的状况。

如何设定正确的睡觉时间？

是时候改变了，不用担心，这并不难。根据我对孩子睡眠行为的调查报告，我惊奇地发现97%的孩子在一些问题上的回答是如出一辙。比如“你是怎么知道该睡觉了”？答案非常统一——“是爸爸妈妈叫我去睡觉的”。别觉得这很可笑或者很幼稚。既然你一手掌握着孩子的睡眠大权，就更应该意识到你所作决定的重要性。况且，设置一个合理的就寝时间一点也不难！

我给你提供三个方法，你择其一即可。

方法1 每隔两三天，将孩子的就寝时间比现在往前提15～30分钟。过不了几天，你就会看到不错的效果——他开始很自然地入睡，并且一整晚都很安静，不会夜醒，起床后的心情也是欢乐无比。

方法2 如果出于各种原因，你的孩子必须在早上特定时间起床（例如得早起去日托班），那么最好的方法是回顾第11页的表格1.2，判断他到底需要睡多久，从而根据他的起床时间来决定他该几时睡觉。记住，这个就寝时间是指孩子真正的入睡时间，所以睡前活动必须提前一个小时左右开始。你孩子的睡眠时长和表格中的数据有细微的出入，一开始安排活动的时候要灵活机动，确保孩子的睡眠时间。当孩子连续一个星期按照新的就寝时间上床，你需要用心观察孩子醒来后的心情及性格变化，做进一步的调整。

方法3 最后一种方法：你最好从晚上六点半开始就密切关注孩子的一举一动，只要他流露出一丝睡意，就立马带他上床。连续一个星期，你都要记录下确切的时间，再根据他的行为表现调整就寝时间，并相应地提早一个小时安排睡前活动。父母可以通过很多迹象了解孩子是否处于疲劳状态，其中最为典型的几项有：

· 注意力不集中；

· 易激动，易沮丧；

· 活动量减少；

· 烦躁不安，胡思乱想；

· 对日常活动丧失兴趣；

· 爱发脾气；

· 异常兴奋，精力过旺；

· 不爱说话，很安静；

· 不停地揉眼睛，挠耳朵；

· 两眼迷蒙，神情呆滞；

· 爱黏人，总想要抱抱；

· 爱抱怨头疼、肚子疼；

· 打哈欠；

· 躺在椅子上或地板上，频繁眨眼后闭上眼睛；

· 手里爱抓着毛绒玩具或毯子；

· 要父母陪在身边，或一定要奶嘴、奶瓶。

了解以上现象，能够帮助你为孩子找到一个更合理的作息时间。

几点起床最合适?

设置一个规律的起床时间亦能确保孩子的生物钟正常运转。只要孩子存在睡眠问题，或想获得持久睡眠，这一步必不可少。

在此之前，你可能一直固执地认为睡得好和起床时间并无关系，但是仔细想想，平日里，起床时间难道没有影响过你的生活吗？通常来说，成年人在工作日期间因为上班等等原因，会有一个特定的起床时间，但是一到周末就会睡懒觉。而随之而来的周一你会感到格外劳累，时不时地就想打瞌睡。到了一周的中间，你又慢慢习惯早起，直到周五，你就可以在闹铃响之前就醒了。正是这些行为清楚地表明生物钟正在正常工作。但是随着周末的懒觉模式一启动，“周一起不来”的后遗症又会故态复萌。周末起得晚就好比每周需要调整时差一样，周一至周五一个时区，周末成了另一个时区。

还有一些孩子，一周七天的起床时间都不一样，这说明他的生物钟已出现紊乱。你可以集中几个星期，每周重新设定孩子的起床时间，并观察它是否适合孩子。起初，有些孩子的效果并不十分明显，但只要再持续几个星期就会取得成效。

一旦定下起床时间，就要坚持执行

起床时间能否有规律取决于两种因素，即规律的就寝时间和白天小睡时间。以上这三个时间决定了孩子是否能拥有足够的睡眠。

起床时间并不做强制规定，一个小时内的浮动都是允许的。也就是说，如果你一早没有特殊安排，不必一到设定的时间就唤孩子起床。但混乱的作息时间更会引发接踵而至的睡眠问题。如果今天孩子起晚了，那么他的白天小睡时间不得不延后，晚上的就寝时间也要相应推迟，从而第二天早上又会晚醒，如此一来，循环往复，就会形成恶性循环。因此，某种程度上，定下一个起床时间，每周七天都严格按照它来安排作息是最佳方法。

总而言之，你要做的就是找到最适合你和家人的日常作息表，并且每天坚持下去。倘若你的孩子睡眠质量有所改善，你就可以开始视具体情况，按照自家的需求进行调整，毕竟没有人比你更了解自己的孩子了。

诀窍2 白天小睡一会儿，恢复体力精神好

白天没有小睡习惯的孩子，即便早晨醒来充满活力，也仍会因没有得到足够的休息而逐渐体力不支，变得爱发脾气或过度紧张。而且，白天小睡的时长及质量会直接影响到孩子夜间的睡眠。

☺ **白天小睡对孩子的好处：**

- 适当的白天小睡满足了人体生物钟的需要。即便孩子在前一天晚上睡得再好，从中午开始，他的体能及反应灵敏度也会自然变弱。
- 会促进孩子体内的激素分泌，消除白天的压力和紧张情绪。
- 如果晚上睡得不好，白天小睡可以帮助孩子恢复体能。
- 白天小睡过后，孩子会变得更加活泼，心情更加明朗，成年人亦是如此。
- 有助于孩子的智力发育。一些研究表明，白天小睡对提高孩子的记忆力和学习效率发挥着重要作用。
- 如果孩子明明很累，却不愿在白天休息，那他晚上就会更难入睡。
- 专家指出，白天小睡的孩子与没有该习惯的孩子相比，前者的注意力更为集中，情绪更稳定。
- 白天小睡对父母也有好处。在孩子小睡的过程中，父母可以获得片刻安宁，稍作休息，调整状态，或做一些自己喜欢的事，可谓一举两得。

白天几点小睡最合适？

选择正确的小睡时间非常关键。如果睡得太晚，那么孩子晚上就会变得好动，不知疲惫，这会影响到他的夜间睡眠。其次，过晚小睡会扰乱孩子生物钟的正常调节，因为如果你稍不留心，让孩子推迟了小睡时间，睡的时间又长，或让孩子一直不睡而过度疲劳，就会造成他在晚上难以入睡。

经常过晚小睡还会引发另外一个问题，即孩子会把夜晚睡眠当成又一次白天小睡，而睡眠过程中五个阶段之间的短暂苏醒可能会成为“白天小睡结束了”的标志，还让孩子误以为到了起床时间！如果你的孩子白天小睡时间真的很晚，你可以尝试将其伪装成夜间睡眠。让他睡在黑暗的房间里，打开白噪音器，就当作是晚上早早睡觉，看看是否有效。

一到中午时分，人们便自然会产生睡意，也就是我们平日所说的午休时间。午后一段时间非常有利于孩子休息，那时他的身体已经完全准备进入睡眠状态，只要你稍加引导，孩子就会欣然地闭眼小憩。

固定的白天小睡次数不仅符合孩子的生物钟，而且不会妨碍他的夜间睡眠。对于大多数孩子而言，较合理的白天小睡时间及安排如下：

✓ 如果孩子一天小睡两次，那么应分别安排在上午10点左右和下午较早的时候。

✓ 如果孩子一天只小睡一次，那么就安排在下午较早的时候。

我们都知道，孩子往往不会给出明确的信息。即一个疲劳的孩子不一定会变得反应迟缓或不断地打哈欠。有时恰恰相反，孩子要是想睡觉了，他会突然变得精神不集中、格外好动或乱发脾气等等（详见第42页）。

如何拥有规律的白天小睡时间？

首先，复习第11页上表格1.2，看看各个年龄段的孩子所需的睡眠时间。只要弄明白这点，你就可以制订白天小睡时间表了。

接着，记录下孩子目前的白天小睡时间、夜晚就寝时间及清晨起床时间，根据这些去做调整。如果目前孩子的就寝时间并不固定，那你也许需要多花上一两个星期进行调整。

只要孩子一犯困就让他上床，这样他就会喜欢上小睡了。你可以具体参考第42页所列出的孩子疲劳时的行为特征，结合预先计划的睡眠时长，确定孩子该什么时候小睡。你需要时刻关注孩子的一举一动。一旦孩子表现出任何困乏，那就代表可以睡觉了。如果你的孩子还没养成规律的白天小睡习惯，那么观察孩子的行为就是关键的一步。如果孩子已经准备好可以睡了，那么睡前活动就不宜安排得太冗长，因为他很可能会恢复精力，这时想要让他再次平静下来就会难上加难，当天夜晚你也就别想好好睡觉了。

设定好小睡时间后，连续实践一两个星期，并密切观察孩子在小睡后和夜间的行为举止：他是否心情愉悦，休息充沛？晚上睡觉时是否有些劳累，但又不至于过度劳累？如果答案是，就表明计划已初见成效。

如果你的孩子并不配合，或完全抗拒白天小睡，或者你正计划将一天两次的小睡缩减成一天一次，那可以直接翻看第202页，有针对孩子不愿白天小睡问题的详细解决方法。

诀窍3 调整卧室光线，孩子到了晚上就想睡

往往你让孩子按时上床睡觉，他却依旧精力充沛瞪着两眼不肯睡，我想没什么比这更让人泄气的了。现在，你已经意识到了睡眠规律的重要性，你需要继续了解孩子的生物钟，合理利用它的工作节奏来实现一到就寝时间就产生倦意的神奇效果。

人们常说“你不能强迫孩子上床就睡着，但你至少可以让他上床”。这话没错，但事实是许多父母工夫只做了一半，孩子虽然爬上了床，却上演着一出又一出的闹剧，场面极为混乱。他们在床上蹦蹦跳跳，嬉笑玩耍，做尽各种事，但就是不睡觉。为什么呢？因为你独独遗漏了一项重要环节，那就是——要让孩子乖乖上床睡觉，首先你得让他耗尽体力。

影响睡意的两大要素：清醒时长和光照强度

有几个要素调节着一个人的清醒及睡意。其一是清醒时间的长度。如果孩子保持长时间的清醒，他自然很容易感到疲倦。这就是为什么孩子白天睡得过长过晚，晚上不可能早早睡觉——因为他们清醒的时间太短，根本不觉得累。其二是光照强度。亮光会激发孩子的活力，而暗光则会让孩子放松，释放疲劳。

你好，晨光

明亮的光线有利于孩子各项机能的调节，包括体温、血压以及体内激素的正常分泌。早晨的阳光会增加孩子生长激素的分泌。孩子沐浴在阳光下，就如同启动了大脑的工作开关。

因此，起床第一件事，就是让孩子多晒晒太阳。早晨的阳光是最具能量的！把孩子的早餐、早晨充满爱意的拥抱或孩子的第一顿哺乳，都安排在有窗的房间里进行吧。如果家里没有这样一个房间或早上阳光太弱，你也可以移步到房间内光线最明亮的地方。

晚安，黑夜

就像早晨的阳光开启了孩子的生物钟，那么夜晚就意味着停止。黑夜会刺激脑部释放褪黑激素，它负责调整人的昼夜节律。在睡觉前的一两个小时，你就可以将屋内的灯光调暗，这能帮助孩子逐渐产生睡意。

合理使用夜灯。尽量选择那些体积小、功率小的，最好是那种放射出蓝光（像月光）的夜灯，不要选择那些黄光的（像太阳光）。当你明白了光的重要性后，你就会发现打开光线较亮的夜灯可能会适得其反，降低孩子的睡眠质量。即使他在睡眠阶段中醒来，不管是否才凌晨两点，夜灯的存在也会使他的生物节律出现紊乱。而半夜换尿布、喂奶、上厕所时你打开灯或者电冰箱等诸如此类需要让房间充满光线的行为，都会让孩子不知不觉地产生出已经是早上的幻觉。

数十年以来，布列根妇女医院（Brigham and Women's Hospital）的睡眠专家查尔斯·斯勒医生（Dr. Charles Czeisler）专门研究光对人体生物节律的影响。他发现，3米外一只一百瓦的灯泡放出的光线，也足以重置你的生物钟！切记，半夜你有任何事需要起床，尽可能使用最弱的光，如最小的夜灯或笔形手电筒，一旦完事立马关闭。

还有一些光也会影响孩子的睡眠。例如孩子卧室窗外的街灯，闪烁着经过的汽车头灯，一缕晨光，甚至是隔壁厨房的灯光透过窗户照在正在熟睡中的孩子的身上，这些意想不到的光源都会使孩子在睡梦中醒来。所以，要尽你所能，不让突如其来的光射进孩子的房间。你可以换上遮光窗帘，也可以剪一些纸箱或铝箔塞在窗框里。

自己家里的光也要避免不要从门口射进孩子的房间。如果你半夜下床走动，应急灯也会打扰他的睡眠，更别说你发出的声响了，这些都会造成他在夜间反复地醒来。

不过，怕黑的孩子在黑暗中醒来后，倾向于从微弱的夜灯或床边摆放着的儿童手电筒上找到一丝安全感（如何消除这类恐惧，详见第193页）。

综上所述，从孩子躺下睡觉的那一刻起，到第二天早上醒来，保持房间内尽可能的黑，没有光的干扰，这对掌握孩子的睡眠时间非常有效。

关掉电视机，停止多余的活动！

光的问题解决了，但是多余的活动、噪音依然会阻碍生物钟的正常运作，影响孩子的睡眠。换句话说，如果你把房间的灯光调暗，但是电视机的声音很吵，孩子正和爸爸、兄弟姐妹满屋子跑，那么他的大脑就会兴奋地忘记一切，让身体处于勉强支撑的状态。孩子内心深处正在呼唤着要睡觉，但是大脑却停不下来，他就会变得过度紧张，好动。

睡前的几个小时，请尽可能保持孩子身心平和。

✓ 关掉电视机，或者调低音量，调暗画面，不要看过于吵闹、刺激的节目；

✓ 把广播调至舒缓的频率；

✓ 把电脑、录像机、电子游戏机统统关掉；

✓ 玩耍时尽量选择安静、轻松的活动；

✓ 不要让孩子在睡前进行过分激烈的活动，如跑步、跳跃、跳舞或摔跤等等；

✓ 在孩子睡前的几个小时内，尽量避免安排社交活动、外出或招待客人。

诀窍4 睡前活动安排好，孩子从此爱上睡觉

并不是每个人都建议家长为新生儿安排额外的睡前活动，他们以为，孩子饿了，就喂奶；累了，就放上床，足矣。一些父母甚至认为睡前活动根本是无稽之谈，只要在孩子感到累时，叫他睡觉，睡得差不多了，叫他起床，这样就不会存在任何睡眠问题。虽然顺其自然好像没什么错，但是一系列的问题依旧会不请自来，原因就是孩子缺乏必要的睡前活动。

总是随着自己性子睡觉、起床的孩子，只会让你感到头疼。忙碌的你也许还要照料别的孩子，外出办事，完成工作等等。不知道何时该让孩子上床睡觉会让你感到难以掌控生活。你还要提心吊胆，孩子何时睡觉，这次睡多久，自己何时才能完成工作，没完没了的胡思乱想只会让你一天手忙脚乱。万一你的孩子准备睡觉了，而你却忙于其他事，那你所有的计划都要随之改变。另外，孩子一旦到了上学的年纪，整个家庭的安排都要依着他做出重大调整，不可能再像过去那般机动随意，突如其来的规律作息只会给他原先随意快乐的童年时光造成不必要的压力。

规律的睡前活动有利于生物钟正常运作

如果你尊重孩子的意愿，毫无疑问，他自然会做他自己喜欢的事。这看上去并无大碍，后果却很严重，因为人体生物钟会悄悄发生紊乱。记住，不是每个人的生物钟循环周期都是一天24个小时！科学家曾做过实验，一群人封闭在洞穴一般的小黑屋中，与世隔绝，全然不知白天黑夜。他们想睡就睡，想醒就醒。过了一段时间，发现大多数人体内各项机能的运作循环周期大约是25个小时，但有一些人的周期是一天16个小时或30个小时。而这些数据还会随着时间推移发生变化，以至于最后与现实世界的时间表完全脱节。

研究表明，任凭孩子的作息意愿，很有可能会导致混乱的无作息状态，最后一切都会乱套。而对新生儿来说，情况只会更糟。

在前文中我已说过每天规律的作息时间有助于孩子生物钟的调节。那么，现在再加上特殊的睡前活动——孩子每晚睡前需要做的一些事，这不但有利于孩子生物钟的正常运作，更有利于你自如安排日常活动，孩子也会变得期待睡眠，而不是产生抵触心理。

家长真实案例

我们家刚迎来的第二个孩子完全扰乱了萨曼莎的睡眠，我想这是因为我们忽略了她习以为常的睡前活动。于是我们重新开始睡前活动，她的睡眠问题很快就得到了解决。

——妈妈温蒂，女儿萨曼莎两岁

安排睡前活动，孩子一个月就能爱上睡觉

孩子可以从规律和习惯中获得安全感和依赖感。世界太大，孩子们每天都会面对不同的事物，而各种新玩意儿有时可以轻易地使他们产生恐惧。而当某些关键步骤维持不变时，孩子就会感到很安全，这恰恰是孩子成长中最重要的过程之一。

记得在一个周末的早晨，我丈夫早早起床，发现大卫和科尔顿也已经醒来，便决定带上两个儿子出去吃早餐。第二个周末的早晨，两个女儿在朋友家过夜，我在忙于写作，丈夫决定再次和儿子们一起出去吃早餐。到了第三周，儿子们早早站在我们的床边看着还在睡梦中的丈夫和我，兴奋地喊道："爸爸！快起床！"我想他们一定暗自窃喜："今天是周末，我们又可以出去吃早餐了！"

用我儿子的话来说，连续两个星期就等于"常常"，这和成年人眼中对时间的概念截然不同。你可以仔细回忆下是否在你的孩子身上也曾出现这种情况——睡前你必须读的一本故事书，你带他出去遛弯必走的一条小径，做游戏时必须遵守的某个规则，或你在出门前必须对他说的一句话。

父母应该好好利用孩子对于习惯的渴望和依赖，专门设计一套睡前活动，使孩子很快地进入梦乡。大多数孩子和我的儿子一样，对"常常"有着独特的定义，因此，你只要花上最多30天就能让孩子完全适应这个新的变化。

除去上述原因，合理安排睡前活动还有更多的好处：

· 规律又舒缓的睡前活动，能够让原本精力旺盛的孩子从白天的活动状态慢慢过渡到睡觉所需的平静的状态；

· 步骤清晰的睡前活动可以让你更好地协调孩子的睡前事务：洗澡、穿睡衣、刷牙等等；
· 特定的睡前活动能让你在一天中最累的时间中依旧正常运转；
· 每天依照流程一步步完成睡前活动，就可以告别混乱不堪的睡眠大战，度过愉悦又舒心的夜晚；
· 规律的睡前活动可以让孩子养成每天按时睡觉的好习惯，拥有一份好心情。

5个步骤，合理安排睡前活动

你可以按照以下步骤制订一个最适合你和孩子的睡前活动计划。

步骤1 首先，把书翻到第11页，对照表格1.2，判断你的孩子一晚上需要睡多久。以这个为根本，详细定制你的计划。

步骤2 尽早开始第一项睡前活动，全部活动的时长至少持续一个小时。如果你急匆匆地带着孩子走过场，那么他很有可能直到活动结束时都不会产生困意。对大多数家庭来说，这一小时并不需要父母们刻意去“挤”，因为孩子平时在这段时间也不让人消停。

步骤3 安排平静的睡前活动，将环境的灯光调暗，营造缓和的气氛，非常自然地从白天的活动状态转变到夜间的休息状态。

步骤4 想让孩子顺利进入梦乡，给他讲故事、放有声读物给他听都是不错的收尾节目。除此之外，这些活动对孩子的智力发育也格外重要，注意，要将整个过程安排得宁静又愉悦，最大程度地利用好这宝贵的一小时。

步骤5 把睡前活动的一小时看作和孩子相处的最佳时间。整个过程充满着的是你对孩子满满的关爱，就像你给他穿睡衣、刷牙一样重要。

更多细节可参考第91页的“每晚上演睡眠大战：‘我不想睡觉！’”一节。

诀窍5 营造舒适的睡眠环境，豌豆公主也能睡着

我的女儿瓦尼萨是个瞌睡虫。当她还很小的时候，我和丈夫总会随时随地看到她昏昏欲睡——楼梯上、高椅上或野餐时的草地上，睡觉仿佛对她有着致命的吸引力。有时，我们极尽所能想要吵醒她，她却仍睡得纹丝不动。没错，是有那么一些孩子像瓦尼萨一样，在哪儿都能轻松入睡，对他们而言，水泥地板和舒适的床没什么区别。但还有一些孩子就如同豌豆公主，任何一点不适都会让他们睡不着。不过大多数的孩子介于这两者之间，你只需稍稍改善睡眠环境，就能让他们安然入睡。如果你的孩子在睡眠上没多大问题，你也可以参考这一小节，试着为他营造一个更惬意的睡眠环境。

第1招 准备一张好床垫

你也许从未过多考虑过孩子的床，但它绝对是良好睡眠的关键因素之一。成年人对床和床垫都有着各自的需求，有些人会花上大量的时间和金钱挑选床垫，确保足够牢固和舒服。那么，孩子的床呢？家长常常不假思索地给孩子用婴儿床上配套的床垫，殊不知这些床垫是出了名的令人不适，外表经常有塑料覆盖，非常硬。也有一些家长会从亲戚、朋友那儿拿已经用过的儿童床垫给自己的孩子睡。那么，到底怎样的床垫适合孩子睡眠呢？其实，一张好床垫需

要具备以下几点要素：

①**支撑力** 床垫是由螺旋弹簧、海绵和空气组成，市面上有很多种品牌和类型，儿童床垫需要相对比较坚硬的优秀材质，但也不能硬到使孩子产生不适感。另外，婴幼儿和学龄前儿童并不适合睡水床。

②**结构** 床垫和床垫套由多种材料构成，包括涤纶、橡胶、搪胶、棉和羊毛。在考虑是否应该选择防水的床垫，以防孩子尿床等各种突发情况前，孩子的舒适感永远是第一位的。

③**空间** 必须要有足够的空间够孩子在床上翻滚。如果和兄弟姐妹或父母同睡一张床，那么则要购置一个更大的床。如果孩子睡在过小的婴儿床上，即便床垫再舒服和安全，他也会觉得浑身难受，无法安睡（详见第237页“从婴儿床到儿童床：如何平稳过渡？”）。

④**安全健康** 儿童床和床垫的安全系数要求非常高（详见第308页）。若你的孩子患有过敏或哮喘，你需要格外注意床垫和枕套的材质是否能够将过敏源降到最低。

⑤**平坦** 如果孩子和你同睡，你要时常检查他睡的地方是否足够平坦。经常翻转床垫可以减少表面塌陷的状况。（详见第308页）

第2招 配备一个好枕头

一只好枕头和一张好床垫一样，在孩子的睡眠中扮演着举足轻重的角色，更何况它还常常成为孩子的“睡眠小伙伴”。如果你的孩子不睡枕头，你也不用过于急躁地硬塞给他一只——任何改变都要循序渐进。为了确保孩子的安全，等到他满十八个月大时，再让他睡枕头也不迟。

当然，你要谨慎选择合适的枕头。儿童枕头需要足够柔软、舒适，同时需要有一定的韧性来提供支撑。你可以买一个婴儿床的配套枕头，通常尺寸会比普通枕头小，再用它的枕头套自制一个孩子的专属枕头。枕头要轻薄、平整、有一定硬度，内胆不需要过多的绒毛。把枕头放在平面上，按压它的中间部位，这可以用来测试枕头的弹力。枕头恢复原样的速度越快，它的支撑力就越强。如果回弹很慢，那么这只枕头对孩子而言就过软了。

孩子如果属于过敏体质，或父母任意一方属于过敏体质（因为你的孩子可能因遗传也属该体质），为他挑选枕头时，最好选择低过敏性的材质，枕套编织紧密或是由特殊材料制作（详见第276页“影响睡眠的疾病：过敏、哮喘和胃食道逆流症”）。

第3招 床上放条软毛毯

为了不让孩子着凉，很多家长宁愿给孩子裹上厚厚的睡衣也不愿给他盖上一条毛毯。只要足够舒适、暖和，穿上厚重的睡衣睡觉也没问题，许多孩子能够欣然接受。但有的孩子更喜欢裹在小巧轻便的儿童毛毯里。

就像《史努比》中的莱纳斯一样，许多孩子将毛毯视为不可或缺的“睡眠小伙伴”。在他们眼中，毛毯主要有两种功能：温暖和安全感。毛毯的重要性不容小觑。相比两手空空睡觉的孩子，**喜欢**

抱着东西睡觉的孩子更不怕噩梦的侵扰，也不容易有分离焦虑症。

如果你的孩子有一条爱不释手的毛毯，你想来个“狸猫换太子”的可能性几乎为零。替换的那一条必须做到肉眼看上去一模一样，因为就连边缘的一丁点磨损，孩子都能一眼认出。明智的方法是把替换的那条一模一样的毯子藏好，一次只拿出一条毛毯，轮流交替，这点非常重要，不然一旦孩子发现其实有两条毛毯存在，他就会把它们都视为“睡眠小伙伴”，而你又得再去找两条相同的毛毯以备不时之需。

对于那些没有毛毯陪伴的孩子，最简单的方法就是摆出2～3条毛毯，供他选择。孩子总有各自的偏好，你可以问问他最想和哪条毛毯“一起睡”。当然，安全永远是第一位的。不要选择外罩厚重和被芯蓬松的毯子，以防他睡到一半难以动弹。除此以外，你可以试验不同的质地、重量，看看孩子最喜欢哪一条。好毯子可以提升孩子睡眠的舒适度，从而使他睡得更香甜。

第4招 给孩子穿上舒适的睡衣

孩子的睡衣要时刻保持干净、舒适。睡衣的厚度要随着季节变化而更换。天热时，给孩子穿轻薄的睡衣；天冷时，他就要穿保暖型睡衣。和成年人一样，孩子的偏爱也有所不同。相对来说，一件最喜欢的睡衣能够让睡觉变得更容易。

安全性依然是你首要考虑的因素。阻燃材质或贴身款的棉质睡衣都能防止孩子在火灾中遭受伤害。相反，过大尺寸的T恤衫就会有易燃的危险，尽量不要给孩子穿。一件好睡衣要贴身舒适，孩子的双腿、双臂以及胸口都要包裹住。

许多孩子一看到睡衣就会知道睡觉的时候到了，因此，换睡衣也成了睡前必不可少的步骤。但是，一些孩子喜欢穿着舒适合身的睡衣，直到第二天早上也不愿脱下。所以要加强睡衣本身的睡觉特性，你就得每次在睡觉前为孩子换上睡衣，早晨再为他换上正装。

第5招 保持卧室光线昏暗

前文讲过阳光和黑暗对于孩子的生物钟所产生的影响。可以这么说，光亮代表着起床时间，黑暗代表着睡眠时间。事实证明，即便是电子时钟表面反射出的光线，也能唤醒正在睡眠中的人。因此，在孩子睡觉时，保证房间的昏暗是非常重要的。

另外，房间的昏暗也有助于保护孩子的眼睛。一些研究证明，**整晚在有光的环境下睡觉的孩子比在昏暗的环境下睡觉的孩子患近视眼的几率更大。**宾夕法尼亚大学医学中心施艾眼科研究所的专家、医学博士理查德·A. 斯通（Richard A. Stone）曾表示：“儿童早期如果缺乏必要的夜间黑暗时间，极有可能在日后患上近视。”这一说法虽未成为定论，但是黑暗的确有利于孩子生物钟的正常调节。

如果孩子怕黑，你可以参看第193页。

第6招 保持卧室温度适宜

在过冷或过热的房间里睡觉，孩子的睡眠质量都不会很理想。虽然人们对温度有着自己特殊的偏好，但是睡眠专家指出，大多数人在较凉爽的房间里睡觉会更舒适。当然，一百个人对“凉爽”有着一百种定义，但通常来讲，15.5℃至21℃是最理想的睡眠温度。

除了温度，空气质量也会影响睡眠，如果孩子患有过敏或哮喘，这点需尤为注意。保持房间的湿润度很重要，必要时可以使用加湿器、减湿器或空气净化器，为孩子提供优质的空气。

第7招 播放白噪音

每个孩子对噪音的敏感度各不相同。有些孩子可以在家庭烟雾探测器发出警笛声时还安然熟睡，我的其中一个孩子就是如此！有些孩子只要有轻微的声响就会睡不着。事实上，**许多孩子听到声音后醒来的原因是生怕自己错过了什么好玩的事**。

对于深受噪音困扰的孩子，父母可以试着为他播放白噪音器，柔和的嗡嗡声能够帮助他入睡。没有这个困扰的孩子也可以听白噪音来入睡，提升睡眠质量。所谓白噪音是指一段声音中的频率分量的功率是均匀的。你可以将它理解为一种存在于背景中不明确的噪声。它听上去像是风扇或空调叶片运转时发出的声音，人们大多对这种嗡嗡声没有明确的分辨力。

白噪音能使孩子一觉睡到大天亮，半夜也不容易醒来。它对改善孩子睡眠有非常显著的效果。首先，温柔又富有节奏的声音可以让孩子很快放松，进入到睡眠状态；其次，它能够屏蔽掉干扰孩子睡眠的杂音，如大人的说话声，厨房洗碗时的碰撞声，隔壁房间的电视声，车辆驶过的声音或屋外的狗吠叫等等。总之，它能唤起孩子的睡眠欲望。

人们从白噪音中获益良多，很多小孩和大人通过声音治疗，终于可以好好睡上一觉。市面上有许多种类的白噪音CD和白噪音器，录有一些自然宁静的环境声效，如富有韵律的海浪声、夏夜的声音、雨滴声或瀑布的流水声。你可以根据家人的需要选择最合适的声音。当然，如果你细心留意生活中的小细节，你也可以DIY。风扇和鱼缸发出的声音，收音机调频率时发出的无线电静电的嗡嗡声，甚至是衣服烘干机的声音，你都可以统统录下代替白噪音放给孩子听，效果相差无几。

如果白噪音对孩子有效，那么放一晚上也不碍事，权当是开了整晚的风扇或空调。当然，如果你有所顾虑的话，也可以在孩子睡着后再悄悄将它关掉。

第8招 给孩子一个玩具

当你不在孩子身边的时候，玩具可以很好地转移孩子的注意力，抚慰孩子的情绪。同样，在孩子睡觉时，抱着心爱的玩具能让他睡得更好，半夜醒来也不至于害怕。一个软软的毛绒玩具或一条小毛毯就能给孩子足够的安全感。由于孩子天生丰富的想象力，这些玩具在他们眼中格外真实，能够消除一切因为孤独而产生的焦虑感。

你可以给孩子准备两三个小玩具，从早到晚一直放在他的身边。观察哪个玩具他抱着的时间最长，到了睡觉的时候，就把它放在孩子的床上。

理想的玩具应是孩子可以轻松抱住，不费力气，并且没有易移动的零部件，比如纽扣做的眼睛等。最重要的是抱在怀里那份软绵绵的舒适感。毛绒玩具的表情也大有文章。大眼睛的塑料娃娃一定没有天真的泰迪熊讨孩子喜欢。在此，我强烈推荐一款非常强大的专为宝宝设计的玩具熊系列，它叫婴儿胎音助眠熊。这只小熊身上披着一条又小又软的毛毯，孩子抱起来会很舒服。同时，小熊体内会发出妈妈子宫中的胎音，类似海浪的声音，对宝宝的睡眠十分有益。这款小熊玩具虽然是专为新生儿设计的，但其柔软舒适又兼具声音助眠的功能对稍大些的幼儿和学龄前孩童也同样有效。“睡眠小伙伴”的种类铺天盖地，根据孩子的性格，认真挑选一种陪伴他左右吧。

你还会遇到一种极端的情况——孩子过分依赖玩具，每天难舍难分，那么我建议你最好事先购买至少两只或一只比较大众、可以轻易买到同款的玩具，以防日后不慎遗失而让孩子伤心欲绝。

第9招 把卧室里的电视机搬走

无数证据表明，孩子卧室内最不该出现的一件东西就是电视机，排名第二的是电脑。电视对孩子有着难以抵抗的诱惑，它会严重妨碍他们按时睡觉。把电视机驱逐出孩子卧室刻不容缓，原因是：

- 孩子观看刺激的节目后，晚上容易做噩梦；
- 孩子会未经允许，观看一些不合适的电视节目；
- 容易养成睡前看电视的恶习，没有电视就不能睡觉；
- 看得入迷时会忘乎所以，错过最佳睡眠时间；
- 孩子看电视的总时间会增加，这更容易引发肥胖症、焦虑症、抑郁症；
- 电视会打乱最重要的一项睡前活动——亲子共读——的正常进行。

第10招 在卧室中划出睡觉的专属区域

多数情况下，孩子的卧室摆满各种各样的玩具，孩子躺在床上就能拿到。由于孩子花了过多时间在玩具上，到了该睡觉的时候，往往会分心和不配合。完成一半的乐高模型或拼图，最近刚入手的新玩意，都会让孩子爱不释手，不愿停止，乖乖上床睡觉变得愈发困难。如果你的孩子不能轻易睡觉，或半夜总是醒来，或者早上过早醒来等等，你可以考虑把卧室只作为睡眠场所，将玩具移出卧室。

由于多数家庭无法为孩子分别提供一间卧室和一间活动室，那么从卧室内专辟一块活动区域也不失为一计良策。有不少方法可以让你不用在原本的卧室上大动干戈，就能达到满意的效果。你可以稍稍整理下房间，把玩具整齐地摆放到一起，剩下的空间就是睡眠区域了。你也可以用衣橱、椅子或书架分割出两块区域，或者挂上窗帘、床单或竖起屏风。睡眠区域不需要很大，能放下一张床就可以了。邀请孩子一起参与到改造卧室的设计活动中来，过程会变得更有乐趣。

睡眠区域需要包含的几件物品有孩子的睡眠好伙伴——毛绒玩具，各类书籍，白噪音器或者CD播放机，阅读灯或夜灯以及一杯水。一切布置完毕后，你还需要告诉孩子这个特别的地方只能用来睡觉、读书和休息，也要让家里其他人知道若要玩耍打闹，就要移至活动区域。孩子会因为这焕然一新的安排，对睡眠和床产生出条件反射般的联想。这条小妙招瞬间让睡觉变得不再那么枯燥。

第11招 把卧室布置得舒适安全

要想放松地睡个好觉，孩子首先要在卧室里获得安全感。婴幼儿和学龄前儿童常常会害怕独自一人，即使在睡觉时也不例外。他们正开始了解外面的世界，理所当然地会更容易担惊受怕。显而易见，卧室越安全，他们就越愿意主动上床睡觉，睡眠质量也会越好。

孩子的卧室应营造出一种安宁和平静的氛围，这也就意味着**尽量不要在卧室里对孩子施加惩罚**，或把他关在里面面壁思过。时时打扫、整理、布置卧室，让孩子一走进这舒适的房间就心情舒畅，安心地在里面睡上一觉。

诀窍6 睡前摄入正确食物，孩子不再兴奋得睡不着

孩子能吃什么，不能吃什么，什么时候吃，该吃多少，这些统统会影响到他的睡眠。如果孩子睡得不好，或每次都要折腾很久才能入睡，你就该好好研究下他摄入的营养是否均衡以及三餐搭配是否合理。在这方面稍花点工夫，问题就能迎刃而解。

睡前孩子应该吃什么？

食物直接关系到孩子的能量是否充沛。有些可以让孩子感到平静舒缓甚至无精打采，有些会让孩子头脑清醒，还有一些则相对比较中性，作用并不明显。食物间之所以会产生如此巨大的差别，是由它们的某些成分决定的，人体对这些食物消化代谢时产生的生理反应会影响大脑的工作。含有丰富色氨酸与血清素的食物，一旦食入后就会分解出氨基酸，让人有昏昏欲睡的冲动。而刺激脑内化学反应的某些食物则会让人逐渐清醒。另外，食物对体内胰岛素的分解也存在不同，导致孩子疲惫或清醒。

大药房里出售的各类助眠药物，其主要成分大多为褪黑素和血清素，这些药物并不适用于孩子，在某些情况下对成年人也存在一定危险性。谨记，孩子们睡眠所需的营养应该从食物中摄取。

读完下文后，你就可以从食物种类、进食数量以及用餐时间等

方面针对孩子的日常三餐做必要的调整，并时刻观察他之后在睡眠情况、白天精神状态方面的变化，做好详细的记录。

☺ 让孩子平静、嗜睡的食物

丰富的碳水化合物会使人的身体产生一种放松的感觉。纯碳水化合物做成的小吃能有效促进睡眠。不过，摄入过多的碳水化合物则会物极必反，不利于入睡，因此想要睡前吃一碗高糖早餐麦片的想法还是打住吧。

正确的做法是，在睡前或睡前活动的一小时，吃些适量又健康的碳水化合物点心，因为人体需要三十分钟至一小时去分解，才会逐渐产生睡意。

有助于睡眠的碳水化合物食物包括**绿色蔬菜、葵花籽和芝麻**。

☺ 让孩子活跃、清醒的食物

高蛋白食物会让人活力百倍、意识清醒，尤其当你单独食用，不另外摄取脂肪和碳水化合物的时候，作用更为明显。睡前两小时内，要避免给孩子吃蛋白质含量过高的食物，不然会让孩子精力旺盛、难以入睡。

睡前不宜吃的高蛋白食物

· 红肉

· 培根和猪肉

· 香肠

· 火腿

还有些食物会在消化阶段引发人体睡眠问题，如消化不良、胃部胀气、加重胃食道逆流症等。另外有些食物对神经系统有刺激作用。

因此，睡前还不宜吃以下食物：

- 含咖啡因的饮料，如可乐或茶；
- 巧克力；
- 薄荷糖；
- 高脂、油腻的食物；
- 辛辣的食物；
- 橙汁或柑橘汁；
- 奶油；
- 黄油及人造奶油；
- 含有添加剂或防腐剂的食物；
- 含有味精的食物；
- 碳酸饮料；
- 糖果；
- 单一碳水化合物食物，如白米、土豆、白面包。

☺ 睡前食物的最佳选择

以下食物因其特性不会造成上述不良反应，它们绝对是孩子睡前食物的最佳选择。

- 母乳——能同时安抚母亲和孩子，有利于睡眠；
- 牛奶——含有丰富的色氨酸、钙、镁，具有镇静催眠的作用，睡前温热后饮用更有利于吸收。（对牛奶过敏的孩子不宜，且不要在牛奶中加入巧克力！）

含有丰富色氨酸的食物：

- 火鸡；
- 金枪鱼；
- 杏仁、腰果、核桃（不要直接给孩子一整颗，以防噎住）；
- 不含糖的天然花生酱（在面包、饼干或水果上抹上一些，和着一起吃，单独吃也有噎住的危险）；
- 松软干酪；
- 硬质奶酪；
- 酸奶；
- 豆浆、豆腐、大豆；
- 鸡蛋；
- 香蕉；
- 牛油果。

巧妙搭配助眠食物：

- 全麦吐司配奶酪；
- 英式松饼配低糖果酱；
- 燕麦粥配香蕉；
- 全谷类麦片配牛奶；
- 百吉饼（最好选择全麦）配奶酪或火鸡肉；
- 全麦饼干配金枪鱼；
- 花生酱三明治；
- 低糖燕麦饼干配温牛奶；
- 椒盐卷饼配切达干酪；

· 苹果切片配天然花生酱；

· 糙米粥；

· 酸奶配低糖格兰诺拉燕麦卷。

如今是快餐横行的时代，孩子们的三餐中全谷物、水果和蔬菜的比重正在逐渐下降。长此下去，维生素及矿物质的缺乏会影响孩子的身体健康，引发各种睡眠问题。父母应保证孩子一日三餐的营养均衡，为他补充多种维生素。必要的时候，可以寻求专业人士的建议。

孩子什么时候吃助眠食物比较好？

随着夜幕降临，肠胃消化会变得越来越慢。因此，要想晚上睡个好觉，就不要在睡前吃大餐了。但反过来，孩子处于饥饿状态也很难入睡。最好的方法就是在睡前的半小时至一个小时，如前文所列吃些少量有助睡眠的小吃。

除此以外，不论正餐或小吃，养成每天按时进食的习惯，孩子睡觉也会变得更容易。例如，让孩子吃完午饭休息一会儿就白天小睡，晚上吃完加餐后过一会儿就准备睡觉，渐渐地，他会把两者联系起来，进食就像一个信号，提示孩子休息的时候到了。

食物过敏、敏感、糖尿病及胃食道逆流症

孩子吃错食物，就会引发许多健康问题，其中最令人头疼的副作用就是睡眠质量差。孩子如有任何健康问题或家族有遗传病史的，最好咨询专业的医护人员，对他的日常营养补充、三餐搭配以及睡前小吃做细心调整。（详见第276页）

如果孩子正在接受药物治疗，你需要好好研究成分表，如有疑问，同样要咨询专业人员，确认该药是否会影响孩子的正常睡眠。

诀窍7 锻炼健康体魄，孩子的睡眠质量更高

众所周知，孩子拥有一副健康的体魄，就能获得良好的睡眠。然而，当今社会，许多孩子每天都不能得到充分的锻炼。相反，过多的电视时间及电脑时间占据着孩子的生活，久而久之，形成了缺乏锻炼的生活方式，大人也是如此。研究表明，一天当中的许多时段，孩子们的体力都处于活跃状态，只要利用少于2%的时间用来做一定强度的体育锻炼，就能有效地促进心血管健康，改善睡眠。

看电视越多，运动就越少

在美国和加拿大，婴幼儿每天平均收看电视的时间有5小时之多，一周就高达20～30小时，这已接近一份成年人的全职工作时间！其中，卧室中有电视的孩子们看电视的时间最多，且最容易患身体疾病。

过多的电视时间霸占了孩子们应有的体育锻炼，从而导致了接二连三的睡眠问题。卧室中开着电视机，孩子晚上的睡眠时间就会相应滞后，甚至会染上边看电视边睡觉的恶习。

加拿大儿科协会建议，平均每天让孩子看电视不多于一小时。美国儿科科学院建议，两岁以下的孩子不要看电视。有些家长或许认为这过于苛刻，却不知这对孩子只会有百利而无一害，因为这将

有助于他的身体健康、智力发育及睡眠质量。

孩子看电视的几点注意事项：

✓ 选择孩子适宜的节目；

✓ 每天看电视的总时间限制在一个小时以内；

✓ 不要在孩子的卧室内放置电视机。

体育锻炼有助于改善睡眠质量

运动锻炼直接关系到孩子的睡眠。美国斯坦福大学曾做过专门的睡眠研究，发现锻炼能非常有效地改善睡眠质量，并且能延长睡眠第三、第四阶段所持续的时间，也就是最深度、最放松的睡眠阶段。每日充足的锻炼有不少好处：

✓ 让身体彻底放松，更容易进入睡眠状态；

✓ 调节血压，促进血液循环，保持心脏活力；

✓ 减少孩子因睡眠产生的焦虑、紧张、压力等负面情绪；

✓ 改善睡眠周期循环之间的过渡、转化；

✓ 减少睡眠障碍及失眠现象的发生；

✓ 减轻白天的疲劳反应；

✓ 有助于人的整体健康，使人更安稳地睡觉。

除去上述种种好处，更能引发家长共鸣的还是孩子一旦得到充分的身体锻炼，就能更快入睡，睡得更好更久，第二天醒来时精神也更饱满。

家长真实案例

我一直忽视了锻炼的重要性，因为在我看来，塞巴斯蒂安运动得已经够多了，但后来我却发现他需要的远不止于此。我们便额外安排了每日的户外活动，例如在崎岖的路面上长途步行，玩各种球类运动，在操场上玩耍以及在花园里做些简单的活动等等。他现在很开心，睡眠质量也变更好了。

——妈妈坎蒂丝，儿子塞巴斯蒂安三岁

巧妙运用玩耍时间做运动

不要为婴幼儿及学龄前儿童特意安排正式的体育锻炼，他们根本不需要严肃的健身计划！他们只需要每天大量的时间做到充分活动就行了，比如跑步、蹦跳和其他简单轻松的身体锻炼。美国心脏协会对所有两岁及以上的孩子的建议是：

- 每天花至少30分钟进行相对轻松愉悦、强度适中的运动；
- 每周3～4天，每天花30～60分钟进行稍高强度的运动，能有效增强孩子的心肺功能。

希望爸爸妈妈们将这些建议牢记于心。与其让孩子坐在电视机前闲散度日，不如把他唤起，出去做做锻炼。任由他在操场上奔跑，和他一起骑车、溜冰、游泳、跳舞甚至是在床上欢乐地蹦跳（建议把床垫卸下放在地面上），都是很好的运动。

睡前不宜安排体育锻炼

切记，不要在睡前为孩子安排锻炼。尤其是在睡前的1～2个小时，尽量避免剧烈活动，否则会刺激孩子的神经，使他头脑清醒，无法安眠。运动过程中释放的肾上腺素也会让孩子的情绪处于激越状态，妨碍睡眠——你看到的画面只会是孩子在床上乱蹦乱跳而不是呼呼大睡。所以，运动也要选择正确的时间哦！

诀窍8 教孩子自我催眠，让睡觉不再艰难

你是否常常逼迫自己早点上床睡觉，为了第二天准时上班，或按时赶上飞机？可是你并不觉得累，于是就开始了漫长又煎熬的自我催眠——盯着天花板发呆，在床上辗转反侧，裹着被子翻来覆去地折腾。你深知该睡觉了，但就是睡不着，万般痛苦，你变得愈加清醒，时间就这么过去了。

我所描述的状况和孩子被命令睡觉时的感受别无二致。只因爸爸妈妈的一声“快去睡觉”，孩子便乖乖躺在床上，默默等待着美梦的降临。但是，他根本睡不着。既然醒着，他心想，要不去浴室里溜一圈，喝一杯水或干脆大声呼叫爸爸妈妈？说干就干，他果断跳下床，在卧室里晃晃悠悠。妈妈见到此状，轻抚其背，接着重复一遍相同的话：“快去睡觉。”孩子无所适从，倍感压力，心里默念一句话却说不出口——妈妈，我不知道怎么才能睡着！

（“睡觉容易吗？”）

“一直都很难。”

——孩子娜奥美，六岁

为了能够更准确地理解“睡觉”在孩子眼里究竟是什么样的，我特地做了一些调查。

姓名	年龄	你曾有过到了睡觉时间但是睡不着的经历吗？	你试过任何方法吗？有作用吗？
肖恩	6岁	总是。	我尝试着紧闭双眼，慢慢入睡，但根本不管用。
亚历山大	4岁	每天都会。	我不知道该怎么办。
阿提库斯	5岁	是的，我有过。	数数，哼曲儿，聊天，思考问题，摇晃，但这些都让我更清醒。
杰克	3岁	没错，我时常睁着眼不睡。	有时候我会起身去上厕所。
丹尼尔	6岁	偶尔。	我会想一些美好的事物，比如玩耍的小猫，但是作用不大。
蔡斯	4岁	是的，我经常如此。	只能干等着睡着。
艾米莉	6岁	一直！（哈哈大笑）	有时候我就这么躺着，硬让眼睛一直闭着，直到慢慢睡着。但大多数时候并不管用。
西洛	4岁	有过。	我就睁着眼睛，干躺着。没用。
奥斯丁	7岁	有过，但我试着睡着。	我紧紧抱着亲爱的玩具鲸鱼，但还是睡不着。

杰西卡	6岁	有过。	我只能闭着眼睛，但是没有用。
西尼德	5岁	偶尔。	爸爸告诉我，数绵羊可以让我睡着。有一回我试了，但不顶用。
珍妮	6岁	偶尔。	我看着墙壁上的装饰画。没用，但是基本上我能在天亮之前睡着。

孩子们的回答形象地告诉我们，即使他们乖乖上了床，也完全不知道自己该做些什么。做些舒缓的睡前活动虽然能让他们感到一些疲倦，有助于睡眠（详见第53页），但还不够，有时只能用一次，再用就没效果了。

让孩子放松的方法很多，下文会详细介绍一些实用技巧。你可以边看边学，选择最适合孩子的方法，然后认认真真实践几个星期。或者以这些技巧为参考研究出专属于你家的方法。

方法1 睡前听个故事，孩子睡得香喷喷

睡前阅读作为多数家长都会为孩子选择的睡前活动，当然有它的好处。听故事的孩子会不自觉地保持躺着的姿势，将注意力集中在故事本身。这份宁静会让他逐渐产生睡意。讲故事除了能让孩子感到放松，还有其他好处：

1．阅读带来的舒心与享受，能让亲子间的关系更融洽；

2. 和孩子一同阅读，能教孩子体会分享的快乐，有助于情感的维系；
3. 对于有两个及以上孩子的父母而言，睡前阅读可以同时让所有的孩子感到快乐，可谓一举多得；
4. 从小养成阅读的好习惯有利于孩子的智力发育。

不用担心因为你白天的忙碌而耽误孩子正常的阅读，每天晚上的睡前阅读能够很好地弥补这一点。拿我来说，我每天晚上都会和四个孩子享受一段有趣的阅读。每两个星期我会带上他们去图书馆，再装上满满一箱书回来。因为阅读，他们内心感到无比自由。现在，睡前阅读早就成了我们生活中不可或缺的一部分，四个孩子也都成了超级小书虫，深深爱上了阅读。

方法2 给孩子播放有声读物，孩子睡得更快

睡前阅读对孩子的好处固然很多，但总有些孩子，在你读了一个又一个故事后仍不知疲倦，而你却早已哈欠连天。如果你不幸鉴于阅读对孩子的智力发育益处多多打算咬牙坚持，那大可不必。这时，只需适当缩减阅读时间，再关上灯，播放专门的儿童有声读物或自己讲个故事即可。别忘了，要在黑暗中这样做，这样不仅能够满足孩子的求知欲，最主要的，是可以加速他的身体放松，进入睡眠状态。

如果你选择自己讲故事，你会发现，孩子往往会对一个特定的故事或主题饶有兴致。如果你以孩子为主角来讲述，他表现就更积

极。即便你觉得故事再无聊透顶，孩子也会听得津津有味，并且在每一次睡觉前都会万分期待。

某种程度上，我建议父母可以选择播放内容丰富的有声读物，现在书店、在线商城或图书馆里都有售卖。故事内容要舒缓，情节避免过于刺激、恐怖，否则会影响孩子正常睡眠。

方法3 睡前简单按摩，孩子睡得更安稳

孩子处在精神亢奋的状态下会很难睡着。这时，适当做些轻柔的按摩就能让孩子慢慢放松。按摩有助释放身心压力，舒缓情绪。一些研究发现，为小孩按摩能调节他的睡眠周期循环，换句话说，会让孩子睡得更久、更安稳。

睡前简单的按摩可以是轻抚孩子的背部、揉捏脚底或在沐浴后给孩子全身按摩。父母可以从各种渠道学习按摩技巧，一些医院和按摩诊所都开设相关课程。当然，更简单的方法就是查阅资料。市面上有许多以宝宝按摩为主题的书籍。按摩的关键是力度要轻柔，时刻观察孩子的反应并作出回应。经过几次尝试，你就知道哪种方式最有效了。

按摩应作为睡前活动的最后一项内容，因为此时效果最为明显。耐心等待孩子刷牙、上厕所、喝水，一切就绪后，再开始为他按摩，他的身体能很快放松，缓缓入睡。这时，千万不要唤醒孩子，比如催他睡前最后尿干净，否则就前功尽弃了！

每天睡前给孩子按摩，久而久之，他就会形成条件反射，知道

按摩后就该睡觉了。每个孩子都喜欢父母的爱抚，一次微不足道的按摩，就能让你和孩子的关系更亲密。

方法4 教孩子渐进式肌肉放松法，孩子自己学会安睡

渐进式肌肉放松训练最初诞生于上世纪四十年代。它强调依次有序地收缩身体的各块肌肉，然后再一块块地轮流放松，渐进而行。你可以花几个星期教会孩子这个方法，最终他就会自己做了。

晚上，在睡前活动结束后，孩子乖乖躺在床上，你可以紧挨着他坐着或躺着，用温柔、平和的语调，告诉他渐进式肌肉放松的每一个步骤，自下而上，从他脚趾的肌肉慢慢到头部。整个过程中，在讲到每个部位时，你也可以相应配合着加入一些轻度按摩，或只做头部和背部的按摩也可。你可以这么说：

宝贝，放轻松。吸气，呼气。现在，你的身体要睡觉了。动动你的脚趾，它们累了一天了。好了，它们现在感到很舒服。你的双脚又酸又累。现在，它们软软的很舒服，准备睡觉了。你的双腿也感到一丝疲倦。它们很平静，很温暖，昏昏欲睡了……

不断重复这样的描述，从他的臀部、背部、胸部、肩膀、手臂、脖子、脸颊直到头部，慢慢让他放松每一个部位。

你也可以教孩子用不同的方式去完成渐进式肌肉放松。例如，幻想着身体每个部位盖着一条温暖的毛毯，或沐浴在阳光下，或想象自己是一只贪睡的小猫、一只布娃娃。总之，你可以充分发挥你

的想象力，为孩子创造一个独一无二的版本。

孩子很容易跟随你的节奏，慢慢放松。因此，这个方法对改善孩子的睡眠可谓屡试不爽。

方法5 帮助孩子清空思绪，孩子在想象中入眠

和成年人一样，孩子躺在床上的时候也会思绪万千，回忆着一天都干了些什么，好奇明天和未来会是怎样。下面这些小方法可以帮助这些小思考者更快入睡，你可以选用其中对孩子有效的一种。

方法1 白纸画画法。让孩子在脑中幻想一张空空的白纸，他可以在上面尽情创作，用一把淡蓝色的笔刷，画下一点一线。最初一两个星期，当孩子在幻想的时候，你与他保持交流。慢慢地，他就可以独自一人安静地想象了。

方法2 聆听声音法。带着孩子好好完成睡前活动后，让他足够放松舒适地躺在床上。让他将两手放在耳边，静静聆听其中的声音。他会听到一种有趣的、轻微的白噪音。同时观察孩子的反应。你可以让他静心聆听，也可以假装告诉他正在听大海或风的声音。如果你愿意，可以更进一步，让他幻想一幅画面，想象他正站在海边或草丛中，听着风浪吹拂的声音。将这过程持续5~10分钟，直到他睡着为止。

方法3 宁静幻想法。让孩子平躺在床上，闭上双眼，告诉他你将要讲一个故事给他听。用平缓轻柔的语调描述一个孩子熟悉的地方，诸如他悠闲地躺在海滩边的吊床上，或者躺在草地中的一块毛

毯上。充分发挥你的想象力，幻想自己化作风中的一只蝴蝶，娓娓道来周围的每一个细节。坚持每晚讲这一个故事。不久以后，即使你不在孩子的身边，他也能给自己讲故事催眠了。

方法6 教孩子基础瑜伽，孩子轻松舒适更易睡

如果你平时就有做瑜伽放松身心的习惯，那么也不妨教孩子一些简单基础的伸展动作吧。瑜伽动作、呼吸冥想以及舒缓训练能够逐渐放松孩子身体的每一个部位，促进他的良好睡眠。你也可以同时放上轻缓的背景音乐，调暗灯光，点上香薰，让整个过程变得更为轻松舒适。至于孩子适合哪些动作，许多专业书籍及电视节目里都可以找到。

方法7 播放背景音乐和白噪音，孩子在嘈杂中也能睡着

无论白天还是黑夜，孩子只要躺在床上，就很容易因为各种声响——家里其他成员的谈话声、电视机里的声音、狗的吠叫或屋外汽车行驶的声音——而睡不着。他听到的任何一个声音，都在刺激着神经，告诉他自己正错过一件好玩的事，让他从原本的放松状态中跳跃出来，难以入睡。你应该避免这些声音的干扰，而用柔和的音乐或白噪音，营造出一个利于睡眠的环境。

好好挑选背景音乐，许多孩子喜欢在睡觉的时候听些节奏舒

缓的音乐——一些音乐（爵士以及大多数古典音乐）对于孩子而言太过复杂和刺激。此外，你还需要留意曲子间的过渡是否合理，因为韵律中任何一个突然的变化或音调的转换都会影响其原有放松的效果。选择那些节奏简单、旋律重复的音乐，诸如专为宝宝创作的经典摇篮曲就不错。迪士尼制作过一套非常温和的摇篮曲精选集，可以一试。当然，要是能选到你也愿意一个又一个夜晚地听着的音乐，那是再好不过的了。注意，事先在机器上设置好自动循环播放，你能省掉不少精力。

许多自然界的声音同样有着神奇的催眠效果，你在商店里看到的声音生成器或白噪音器里就有。淅淅沥沥的雨点声、小溪的叮咚作响、欢快的鸟鸣或流动的水声，这些大自然美好的馈赠对大人和小孩都有舒缓身心的作用。此外，家里一些现成的摆设也能发挥用处，比如闹钟的滴答声或鱼缸里的冒泡声。

一些专门为儿童设计的录音带、CD或大人休息时听的轻音乐，也是很好的选择。无论你的选择是什么，你都得先听一遍，问问自己：“它让我感到放松了吗？如果我现在躺在床上，可以马上入睡吗？”

老生常谈，每一个孩子都有他的偏好，花些心思，找到最适合小家伙的方法最重要。

家长真实案例

我们各种方法都试了一遍。白噪音、摇篮曲、古典音乐甚至是鲸歌的（人类通过仪器在鲸类交流时搜集到的声音），可塞缪尔一个都不喜欢。丈夫认为孩子需要一些更带劲的东西，于是就给他放了比吉斯（Bee Gees）乐队的精选集。果真，塞缪尔立马爱上了它，现在他每天晚上睡觉时必听。

——妈妈弗朗西斯，儿子塞缪尔三岁

如果遇上特殊情况，孩子不得已在嘈杂的环境中睡觉，那么放音乐能掩盖掉部分噪音。同时，孩子也会潜意识地从白天亢奋的状态中过渡到夜晚平和的状态。如果孩子老爱睡到一半哭闹着醒来，那就开着音乐，轻一些，哪怕一整晚都没事，把它想象成电风扇、空调或取暖机就行。

当孩子逐渐适应这些愉悦的声音后，夜晚要是再醒来，你也不必担心了，教他按下播放按钮，问题就能迎刃而解。即便孩子住在一个陌生的环境里，有了这些熟悉的声音的陪伴，睡眠也会容易得多。

放心，这些助眠的声音不会对孩子造成任何伤害。也不用担心孩子会产生依赖性。如果你打算让孩子“戒掉”这些声音，只需每晚将音量开得越来越小，直到有一天，你根本不用打开播放机，孩子就已酣然入梦。

方法8 试试芳香疗法，让孩子在喜欢的气味中熟睡

所谓“芳香疗法”，就是利用萃取的植物精油来使人们缓解疲劳，放松心情。大多孩子喜欢闻各种香味，气味能够刺激他睡眠的欲望，让他感到安全。大家所熟悉的香薰，如熏衣草和洋甘菊，具

有舒缓、镇静等效果，睡前使用还可以改善睡眠。市面上有一些专门的香薰枕头和泰迪熊。建议使用儿童专用的香薰产品，同时请注意，婴儿并不适合用芳香疗法。

方法9 不在床上玩耍

孩子总是不好好睡觉，你就得仔细观察他平时在床上会做些什么。他是否喜欢在床上玩耍，蹦蹦跳跳，围着床边堆起堡垒，或者邀请他人一起玩？如果是的话，他必然很难把床和睡眠联系到一起。好好教育孩子，告诉他床应该，并且只能用来睡觉。将睡前活动的最后一步安排在床上进行，如阅读、听轻音乐、做按摩、吃奶。

过度依赖助眠方法要紧吗？

梅尔·克瑞格医生（Dr. Meir Kryger）曾在他的著作《睡眠医学的理论与实践》（*The Principles and Practices of Sleep Medicine*）中提出，如果婴幼儿及学龄前儿童过度依赖助眠方法才能睡觉，那么他们有可能有睡眠障碍，只是没有被发现。如果孩子乖乖实行睡眠计划，睡前活动一个不落，但仍是很难睡着，你最好读读第四章最后一小节，或许对你有所帮助。

第三章

24个典型睡眠问题，为你找到解决方案

1.每晚上演睡眠大战："我不想睡觉！"

每晚，我们家都会上演一场轰轰烈烈的睡眠大战。只要我一吩咐孩子们换上睡衣，他们就会立马抓狂，一点也不想乖乖与我合作，最后几乎都是以我的怒喊和他们的哭闹告终。我到底该怎么办？

要说这个场景在世界各地数以万计的家庭中每晚上演着，你是否感到一丝安慰？睡眠在父母和孩子的眼里，那完全是两个模样。只要理解孩子如何看待睡眠，根据他的需求，找到两全其美的方法，你就一定可以告别睡眠大战。

孩子为什么不愿睡觉？

作为成年人，我非常理解在忙了一天之后，终于可以倒头大睡的幸福感，可偏偏孩子却对床万般抗拒，让你无所适从。那么，孩子们为什么不愿睡觉呢？

・不累 当孩子格外清醒的时候，你让他上床睡觉，他会感到浑身难受。他必然会想尽各种招数磨蹭——再看一本书，再喝一杯水，再上一趟厕所。你可以对照第11页的表格，看看孩子白天的睡眠安排得是否妥当，因为白天过晚睡会让孩子在晚上睡前依旧精神百倍。这时，适当调整孩子白天休息的时间和时长，下午再让孩子多做一些活动（包括户外运动），可以让孩子消耗多余精力，晚上感到身体疲倦，乖乖睡觉。

·过于劳累 孩子经常会在晚上6到7点之间开始感到疲倦，可是父母却以为这时睡觉为时尚早，或忙着做自己的事，一不留神，两个小时就过去了。这种情况下，孩子因为过度劳累往往会再次变得异常清醒，促使自己进入一个兴奋不睡觉的状态。他开始大量分泌肾上腺素，父母这时需要帮助他再次平复下来，进入睡眠状态。解决方法只有一个——早点睡觉，并且睡前活动足够平缓，时间足够长。

·过于活跃 整天追着孩子身后跑，就算是个铁人也早就筋疲力尽了，可是这些小家伙根本不买账，完全没有停止的意思。他们眼中的世界是充满无限乐趣、运动的世界。为了防止他再一次兴奋，喊他们上床睡觉虽说是个方法，但完全不起作用。坚持规律有趣的睡前活动，避免任何刺激、新鲜的玩具或项目，一定程度上可以改善孩子的睡眠。

·过于好奇 孩子们会天真地以为，只要他们躺在床上，屋子里的其他角落里就会发生不可思议的事情——他们听到各种声音，人们的谈话声、电视节目的声音以及各种不明声响，担心自己错过了什么，就更迫切地想知道发生了什么。因此，在孩子睡下后，保持屋内安静，播放白噪音或舒缓的音乐，掩盖掉部分噪音，这样，你那好奇的小宝贝就不会老是跳下床找乐子去了。

·担惊受怕 黑暗、潜伏在床底下的怪兽、壁橱里的妖魔、屋外野狗的吠叫或卡车“轰隆隆”驶过的巨响，这些都会让孩子感到恐惧。他们总有用不完的想象力，有时思绪飘得过远，自然而然就会惶惶不安。如果你的孩子属于此类情况，请翻看第193页。

·睡前活动乏善可陈 我又要重复一遍睡前活动的重要性了。孩子要是拒绝、不予配合，只有一个办法——引导他。良好的睡前活动是值得信赖的，若可以让孩子引颈期待，热情地参与其中，那就太棒了。（我将在下一页与大家分享具体做法）

·爱黏人 昏暗寂静的夜晚容易让孩子产生分离焦虑症。他们渴望和最爱的人在一起，寻求一份安全感。几乎所有的孩子在要爸妈陪和独自一人中都会毫不犹豫地选择前者。

我的小儿子科尔顿还不到一岁，另外三个已成少年，这让我在处理孩子的问题上思路格外清晰。有时，看着我那三个活泼的孩子欢乐地度过一天，我俨然成了一个无用的旁观者。虽然睡前活动依然保留，不过已经变得更像是敷衍了事——他们煲完电话粥，潦草地给我一个吻，拥抱并道晚安。我知道他们依旧爱我，但是曾经对我的那份浓浓的依恋早就被各种新鲜事物所替代，没了踪影。

幸好科尔顿依旧需要我，无时无刻不缠着我。当我不得不与他分离时，我甚至会期待他的焦急与思念。那个时候，我是多么不希望他长大啊！

睡前活动，与孩子培养感情的最佳机会

家长每天都要处理许多事情，可时间永远不够。即便如此，在“没完没了”的清单里，睡前活动的地位应该始终不可撼动。

我希望你能将睡前活动当作一个与孩子培养感情的最佳机会。这就像是“强制储蓄”，从忙碌的一天中，抽出一小部分时间分给孩

子，好好体会做父母的愉悦心情，建立与孩子亲密无间的感情基础。

“睡前活动”，简单来说就是，孩子要做好充分的准备再上床睡觉。如何度过睡前的这段时间，是很重要的事。你是希望节奏平缓，循循善诱，和孩子一起享受温馨时刻，还是手忙脚乱，过程咄咄逼人、充满压力？既然你是执行者，那为何不让一切变得轻松自在些，这样，你自己能够乐在其中，孩子也将不再抵触睡眠，岂不一举两得？

睡前活动怎么设计才更有效？

下面是四条实用有效的小贴士，帮助你更好地设计和安排睡前活动。不必统统实践，选择适合自己的就行。

贴士1 留出充足的时间进行睡前活动，至少一个小时

如果你通常在孩子睡觉前的15至20分钟内进行睡前活动，那铁定会出乱子——刚刚做好热身，还没来得及体验，更别提让孩子彻底放松了。总是在乎时间的话，孩子睡觉就会变得像赶鸭子上架一般毛毛躁躁。如果孩子感觉到你的紧张和压迫感，他会故意磨蹭时间，提出各种稀奇古怪的要求。你发现时间一秒秒地过去，紧接着，睡眠大战就发生了。每晚都是如此，渐渐地，你和孩子都恐惧睡眠，压力越来越大，情况越来越糟，就这样恶性循环，夜复一夜。

解决方法只有一个——留出充足的时间进行睡前活动！对于大多数家庭而言，从开始睡前活动到关灯睡觉之间应留出一个小时。

也许你会觉得时间太久，但你是否想过，若前期时间不充裕，那么你光是应付孩子吵闹的时间会比这多得多。何况孩子只要在床上精神百倍，那睡着的时间只能一拖再拖。

先确定孩子的最佳睡眠时间，然后以此为基础，决定睡前活动的开始时间。你可能需要综合晚餐时间和饭后休息的时间一起来做规划，确保一切就绪后再稳妥进行。

只要你亲眼目睹了睡前活动给孩子的睡眠带来的惊喜变化，那么每一个夜晚的来临都会让你愈加望眼欲穿，每一天都会让你更加珍惜。

贴士2 如果有多个孩子，把他们的睡前活动安排在一起

如果你只有一个孩子，或者有一个刚出生的婴儿，那可能实行起来并不困难。但是，如果你不仅仅只有一个孩子，那么比起按部就班，倒不如有的放矢，尽量将他们的睡前活动安排在一起完成。比如，无论年龄相差多大，他们总要换睡衣，那么就让他们一起换，没准儿还能办一个“换睡衣大赛”呢。（别玩过头就行！）

我就是这么对付家里三个大孩子的。他们还小的时候，睡前活动都是一同进行。我们四个人吃吃小点心，有说有笑地披上睡衣，一起刷牙，其乐融融。接着我给他们讲故事，两个女儿各坐在我的一边，儿子大卫在当中，有时我会给他喂奶。大卫断奶后，睡前活动依旧保持一贯的节奏——他经常安静地躺在我的大腿上慢慢睡去。等到他三岁了，我开玩笑地说他已经太重了，压得我腿生疼。他疑惑地看着我，严肃地问道：“那等我十三岁了，你怎么办？”（大卫现在已经十三岁了，每次回忆起这段往事，他总会自嘲当时的天真。）

贴士3 睡前不要让孩子看电视

最新一项研究表明，睡前爱看电视的孩子睡眠问题更严重，他们更难睡着，睡眠时长远远少于专家建议的时长。尤其是那些卧室里装有电视机的孩子，他们的睡眠障碍最突出。除此以外，孩子睡前看电视，会导致那些一闪而过的画面内容会脑中不断浮现，更容易做噩梦。

另一项研究指出，一旦孩子养成睡前看电视的恶习，随着年龄的增长，坏习惯就更难改变，睡眠障碍也更难消除。值得注意的是，看电视导致的睡眠问题还会引发孩子日常生活中的一系列问题。

因此，即使孩子偶尔看电视后睡了个安稳觉，也不要贪图这一时之乐，后面的麻烦会接踵而至。鉴于这些原因，请不要再让孩子睡前看电视了。取而代之一些丰富有趣的活动，比如玩玩具、散散步或阅读一本好书，都能起到助眠的良效。

贴士4 把睡前活动安排写在纸上

为了能更清晰地安排睡前活动，请拿出纸笔将它们写下来，并标注好每项活动预计需要的时长，这有助你提前做好充分的准备。你也许会惊讶地发现，完成整个流程最少需要一个小时，而你一直以来却操之过急地压缩到只有二十分钟！

安排什么睡前活动比较好？

你需要把孩子的喜好放到首要位置，所有的活动都要根据他的性格来安排，千万不要与他对着干。有些孩子认为洗澡是个慢慢享受、放松身心的过程，而有些孩子就像跳进了游泳池，一个劲儿地溅水嬉戏。一些孩子喜欢睡前慢慢享用小吃，而另一些孩子则喜欢随便扒两口就睡。你可以试着在进行一些必要的传统任务如换睡衣、刷牙时，适当地加入有趣的环节，让孩子不至于觉得睡前枯燥。

让一切变得轻松有趣并不困难，下面是我的一些小提议：

· 给每一次睡前活动取一个好玩的名字——出发前往睡眠空间站、丛林露营记、最后一场马戏表演、睡眠秀等等；

· 和孩子一起玩“大家一起来找茬儿”一类考验专注力的游戏，或开着手电筒在黑暗的屋内玩探索游戏；

· 玩捉迷藏游戏，你躲在浴室，孩子藏在卧室；

· 将物件拟人化，诸如睡衣会走路，刷牙的时候牙刷会唱歌；

· 与孩子对话可以滑稽搞笑，比如：你是愿意坐在地板上还是坐在浴缸里刷牙呢？

· 让孩子自己挑选他喜欢的书籍，在按孩子喜欢的顺序一本一本读过来；

· 自创一首小曲子给孩子听，用尽各种奇怪的音调，内容可以是明天他所期待的一件事。

这些不起眼的点缀能点燃孩子心中强烈的热情和好奇心，时刻期待着每天与你共处的这段时光。而你，自然也能体会到他的这份来之不易的雀跃。

有了这些小技巧，那么，如何具体地制订睡前活动，终结睡眠大战呢？

方法1 与孩子一起读15分钟书

强烈建议在睡前安排15分钟左右的阅读时间，当然，越长越好。阅读的好处多到一言难尽，我们在之前曾具体讨论过（第80页）。把阅读作为睡前活动的最后一项内容，此时，孩子听着引人入胜的故事，耳边是熟悉的声音，很容易就能睡着。

如果孩子在睡前阅读后依旧头脑清醒，你可以在关灯后再给他讲一个短小精巧的故事。你可以自己编一个非常简单的故事，主人公以孩子的名字命名，让他在故事里做许多有意思的事——公园里玩耍、海滩边嬉戏、乘船旅行、乘坐飞机或探险神秘的地方。孩子会听得如痴如醉，每晚都求你讲一遍，你不需要多么丰富的想象力，每次稍作改动，他也照样高兴。

家长真实案例

我的两个儿子每晚都会求我再多读几本书，而我通常这样回答："这是最后一本了。接下来该做什么了？"出乎意料的是，他们似乎很乐于回答这个问题，每每齐声作答："关灯，睡觉。"他们欣然接受这样的安排。

——妈妈朱迪思，儿子哈利三个月大，罗比八个月大

方法2 把孩子的睡前流程画进画报里

睡前活动对于婴幼儿来说，执行起来简单易上手，可对于稍大些的孩子或学龄前儿童，让他们参与会更好。按如下步骤，绘制一张拼贴画报，附上每一个步骤的配图，原本严肃的事会瞬间变得轻松有趣。

①找一块大大的硬纸板；

②搜集一些五颜六色的水彩笔、蜡笔和贴纸；

③从杂志、广告手册、报纸上剪下各种孩子的照片，再找一些与睡前活动相关的照片，诸如一个正在刷牙的孩子，当然，你也可以直接用自己孩子的照片；

④用水彩笔、贴纸等工具作装饰，让每一个步骤简明易懂；

⑤把画报挂在孩子卧室内显眼的地方；

⑥与孩子保持互动，问他下一步该做什么，来加强他的记忆，调动积极性；

⑦孩子表现得好，要予以表扬鼓励。（“好样的！”）

桑娅的睡前流程

①换睡衣；

②刷牙；

③上厕所；

④阅读三本书；

⑤唱桑娅爱听的小曲；

⑥打开小熊维尼的夜灯，播放摇篮曲；

⑦哺乳；

⑧亲吻、拥抱、轻轻按摩背部；

⑨桑娅睡觉了，晚安；

⑩爸爸妈妈睡觉了，晚安。

光是一张充满乐趣的拼贴画报，不仅可以使一切步骤井然有序、一目了然，还可以为孩子每晚睡觉带去一份好心情。如果孩子在完成一系列活动后，还喜欢跳下床喝水、索要抱抱或不停地问你“什么时候才能过生日”，那你有必要使出一两个新花招。

第一个方法，你可以一直陪着孩子，躺在他的身边，直到他熟睡后再离去。这个方法的关键在于，你得有始有终，不能因为哪天不想这么做或太忙而跳过这个步骤。要知道，你的陪伴已成为孩子睡前活动不可缺少的一部分，甚至是决定性的一部分。没有你在身边，孩子根本没法睡着。许多实验表明，一般父母躺在孩子身边，只要持续5到15分钟，孩子就能酣然入梦。此外，这些实验还发现，随着孩子慢慢习惯，他们自然而然就不再需要这一步骤了。不过，整个过程仍需要足够的耐心和鼓励。每个孩子都是不同的个体，但基本上，当孩子年满五岁以后，就能独立睡着了。

要是你不喜欢这个方法，那你可以试试第二个方法，这更适用于稍大些的婴儿及学龄前儿童，并且能有效遏制孩子关灯后还不断下床的冲动：

桑娅有两张“自由下床”的卡片。也就是说，她可以上厕所、喝水、求抱抱的机会总共只有两次。一旦卡片用完，她就必须乖乖躺在床上睡觉了。

你可以用硬纸板来制作这种卡片。每次睡前活动结束后，就给孩子机会卡。至于给几张，你可以根据目前孩子下床的次数，再减掉一点就行。例如，如果他通常要下床五六次，那就给他四张卡片为宜。慢慢地，再依次递减，直到最后，只给他一张卡片。

如果孩子对“自由下床”的机会卡并没有多大兴趣，你可以用奖励的方式来诱导他。事实证明，在本书的测试家庭中，几乎所有的孩子都愿意用睡觉来换取奖励。你可以这样设置规则：孩子如果一次未使用机会卡，第二天就能获得一个小奖品。不必大费周章，一个小巧的玩具或一张漂亮的贴纸就能让孩子心花怒放。

如果你的孩子需要在两个家庭中生活，那请老老实实再复制一张画报。只有坚持这样规律的作息，孩子的睡眠问题才能得以根除。

总会遇到一些特殊情况，造成计划执行起来不能始终如一。比如妈妈在一星期中的某几天负责安顿孩子上床，爸爸则是另几天，或某些天出于工作需要影响到孩子正常的睡眠时间，不必慌张，你可以将这些特殊的日子一同画进画报中，并分别给它们取个名字，“爸爸和大卫的睡眠计划”“妈妈和大卫的睡眠计划”“日间睡眠计划”或“周X睡眠计划”。潜移默化地，孩子就会适应计划中的临时改变了。

方法3 制作“睡眠小书”，每晚与孩子分享

孩子们都爱读书，尤其喜爱有真实小孩配图的，或者虚拟人物在书中做着一些真实的、熟悉的事情的。睡前给孩子阅读有关睡眠的故事是非常有帮助的。孩子看到别的孩子或人物也和自己做着相同的事，惊喜之余，还能改善他的睡眠习惯。

现在该写一本关于自己孩子的小书了。许多父母的亲身试验告诉我，借助这个方法，他们成功摆脱了曾经混乱不堪的睡眠大战，一切变得井然有序、风平浪静。同时，孩子睡前爱吃奶、爱吸奶嘴的习惯也改掉不少。我第一次尝试这个方法是为了让大卫不再赖在我们床上吃奶，以我的切身体会告诉大家，结果非常让人惊喜。

首先，找一张硬纸板或质地很厚的纸，剪成22cm×28cm大小（大一点也无妨）。写完整本书后，再用胶带把书页一张张黏合，这样你还可以在写到一半的时候中途改变情节。

我写了两本小书，你择其一作参考即可，或者两本轮流替换。

①《我的睡眠指南》

从杂志、广告手册、报纸上剪下各种孩子的照片，然后找一些睡前活动的照片，诸如坐在浴缸里洗澡的孩子或一起看书的父子。再找一些具体的物件，如牙刷、睡衣、毛毯、小夜灯等。

准备齐全后，就用这些材料拼贴成一本小书。最后，写上简单的故事情节就大功告成了。

记得每次开始睡前活动时，为孩子读这本书哦。

②《成长纪念册》

书名也可以是这样的——《关于×××的一切》，描写孩子的日常生活，尤其是他的睡眠，如果你正打算让他改掉睡前吃奶的习惯，就在哺乳上加重笔墨。如果你希望孩子对未来的生活做好心理准备，那就以此为主题，比如妈妈又怀了个宝宝，正确应对父母离婚或将来上日托班、幼儿园等等，各种现实所要面对的问题，都可以用文字和图画来告诉他。

搜集从孩子出生到现在的所有照片，以他的成长为时间线，慢慢地拼贴，直到最后是他在睡前活动中的照片。哺乳的照片、抓着奶瓶的照片、吸奶嘴的照片、穿着睡衣的照片、读书时的照片、躺在床上的照片、睡着时的照片，这些是最管用的。如果可以的话，用拍立得抓拍下目前睡前活动中孩子的状态，包括最后他睡得香甜的模样，爸爸妈妈也可以出境，站在背景处微笑地看着他。

每一页贴上一张照片，并简单描写照片中的故事。在结尾处，写下你对孩子的期许。比如，如果孩子现在和你一起睡，而你希望他能学会自己睡，那么最后一张就贴上孩子睡在自己床上的照片。

我摘录几段很久以前为儿子大卫创作的纪念册。这是一份你为孩子量身定制的礼物，它将伴随孩子的成长，成为你们往后心中最温暖的回忆。

[新生儿照片：大卫吃奶]

大卫是我们家的新成员，爸爸妈妈非常爱他，它的诞生给爸爸妈妈带来了无比的喜悦。大卫喜欢窝在妈妈的怀里吃奶。

[六个月大时的照片：安吉拉在用奶瓶喂他]

大卫在慢慢长大。他现在会爬了，喜欢和安吉拉、瓦尼萨一起玩。他依旧喜欢窝在妈妈的怀里吃奶，不过现在他也喜欢喝奶瓶了。尤其安吉拉和瓦尼萨喂他的时候，他更是高兴。

[十一个月大时的照片：大卫在走路]

大卫长得飞快！他现在会走路了，还会扔球玩。他也能吃些辅食了，最爱巧克力牛奶。他依旧喜欢窝在妈妈的怀里吃奶，也喜欢喝奶瓶。

记录下孩子成长中的一点一滴，不要写得过长，不然孩子会失去兴趣。毕竟，书的真正目的在于结尾你对孩子的期许。

书的最后部分可以是孩子的睡眠表现，要写得清晰具体。我是这么写的：

[两岁生日时的照片]

生日快乐，大卫！你现在是个大男孩咯，会奔跑，会玩耍，还会吃冰淇淋。你会滑滑梯，也会带着狗狗散步。这个大男孩平时很听话，会吃些小点心，然后乖乖睡觉。他不再需要妈妈喂奶了，只要妈妈深深的拥抱就好。大卫只要和妈妈睡前拥抱，整晚就能安枕无忧了。

[两岁时的生活照：熟睡中的大卫]

清晨，妈妈和大卫在阳光的沐浴下紧紧拥抱。每个人都愿意和大卫拥抱。好样的，大卫！你真的长大了。

[家里所有人与大卫的合照]

结束

完成大作后，记得每晚与孩子分享哦。如果他爱不释手，白天还想看一遍，那更是求之不得。平时可以和他提及书中的内容，这能帮助他完成那些你想让他完成的事：“记得吗？你会到自己的床上去睡觉哦，就像书里的一样！”

当我制作完这本小书后，大卫和我会经常谈论它，他特别喜欢。没过几个月，大卫睡前爱吃奶的习惯就消失了。我们享受着整个过程，简简单单，充满爱意。

还有一些父母用它教会了孩子在睡前放松身心，还有的教会了孩子在他自己的床上睡觉，一些父母成功地将孩子从婴儿小床上移至儿童大床，还有的用它告诉孩子家里会添一个弟弟妹妹或准备搬家了。它也一定能帮到你!

孩子总会长大，睡前活动也不能一成不变。家里有任何改变，如孩子有了弟弟妹妹或准备上学等等，你应该做出相应的调整。

孩子的睡眠问题得到明显改善后，你可以试着稍微加点不同的东西。幅度不要太大，以免前功尽弃。终有一日，你会发现不必再循规蹈矩，孩子就能安然入睡了。

2.非要陪着才能入睡："妈妈，别走！"

过去三年，每天晚上女儿都要我陪着她才肯睡觉。只要我在她醒着的时候迈出半步，她就会不停地哭闹。有一次我真的离开了，她边哭边喊："妈妈，别走！"最后她花了整整两小时才平静下来，坐在门前的地板上睡着了。我觉得自己太残忍了！我不想再经历这样的痛苦，但是我也真心希望她能学会自己睡觉。我该怎么办？

在我开始这一节之前，我想请你构想电视剧中经常出现的一个场景：父母为孩子盖上毛毯，亲吻他的前额，轻轻地说晚安，关上灯离开，孩子露出幸福的笑容，慢慢闭上双眼，进入梦乡。这个场景似乎很熟悉，但现实往往很残酷。

根据美国睡眠基金会在2004年进行的全美睡眠调查，69%的孩子拥有不止一个睡眠问题。其中两个最为普遍的问题是很难睡着和不愿睡觉。几乎一半的父母表示必须陪在孩子身边他才能安心睡觉。这个现象在婴儿的比例中更是高达68%。然而，即便孩子到了读书的年龄，仍然有超过四分之一的父母需要每周一次陪在孩子身边，直到孩子睡着再离开。

调查中也有问及父母：孩子是否能够自己上床睡觉？在婴幼儿组，只有不到1%的孩子可以，在学龄前儿童组亦是如此。而在学龄期儿童组（六岁以上），12%的孩子可以做到自己上床睡觉。

这意味着什么？这意味着，如果你夜夜和孩子共处一屋，陪着他直到他睡着，那你只是众多普通家长中的一员。你认为的“问题”根本不是问题，是孩子们都存在的普遍现象。

家长真实案例

我的孩子现在已经九岁了，但仍旧需要我们陪她上床，哄她、轻抚她，再道晚安。没有这些步骤，她根本睡不着。为此，我们一度很困扰，但是看着她一天天长大，我却非常珍惜这样的时刻，我们如此亲密，即便再忙，我还是乐意这么做。

——妈妈皮娅，女儿格蕾丝九岁大

孩子为什么不让你走？

孩子之所以希望在他睡觉的时候，有你陪在身边，原因有很多：

·他爱你 你能够给他安全与爱。孩子认为，睡着后充满着未知的可能性，如果身边有一个强大的人时刻保护他，那么他就可以完全放松地睡觉了。

·他害怕 黑暗中透露着可怕的阴影，无声中夹杂着神秘的声响，寂静中暗藏着恐惧的念想。只要父母在身边，就能抵挡一切可怕的事物。

·他胡思乱想 当白天的精力慢慢耗尽，孩子会自然而然地在脑海中回顾一遍一天当中所发生的事，随之会蹦出各种不安分的念想，诸如“天啊！我把小卡车放哪儿了”“爸爸明天非要带我去医院吗”。大一些的孩子则会想，“我的狗狗会自己跑掉吗”“我们的房子会着火吗”“爸爸妈妈会死吗”。只要他们孤身一人在黑暗的房间里，就会不断放大不安的情绪。只要父母在身边，就能停止胡思乱想。

·他不困 如果孩子不困，你还硬叫他躺下睡觉，他自然不甘愿。头脑清醒的他还想起身玩会儿，那么你的陪伴是唯一可以制止他的方法。

·他要吃着奶睡觉 2004年的全美睡眠调查中，专家发现一个很有意思的现象。当母亲被问及孩子是否需要吃着奶才能睡着时，回答是：

67%——每晚或几乎每晚

11%——每周数次

11%——每周一次

这意味着几乎90%的孩子每周至少一次需要吃着奶睡觉，而接近70%的孩子更是每天如此。请允许我再重复一遍——90%的孩子需要吃着奶才能睡觉!

这个问题是最复杂也是最难改变的，许多父母无能为力。正因如此，孩子们才会慢慢习惯于这样的入睡形式。（详细解决方法请参考第139页）

·他想要妈妈，只想要妈妈 无论爸爸、奶奶、保姆有多好，孩子的天性中最依赖的人始终是妈妈，尤其每当要睡觉的时候，他更是少不了妈妈的陪伴。虽说家长对这心知肚明，但妈妈总会遇上别的事，诸如照顾弟弟妹妹或一天忙碌下来实在体力不支。每次到了睡觉的时候，妈妈们内心总会万般挣扎：她们很想成为温柔体贴的妈妈，但是她们也想偷得一刻闲啊！而这些纠结的思绪会通过语言和行为举止潜移默化地传递给孩子。如果你的伴侣出于好心接受重任，但孩子就是哭闹不休，那原本美好的夜晚会乱成一锅粥，就寝时间不断延后，每个家庭成员都会觉得不得安宁。

·他误将妈妈的陪伴当作睡前活动的一部分 我不止一遍地重申过睡前活动的重要性，而现在你所目睹的就是它的效果之一——孩子错把你的陪伴当成是睡前活动的一部分，纵使你的本意并非如此。培养一个习惯至少需要一个月。不管你是从孩子出生后，还是从三个月前小宝宝生下来后，或者从六周前搬了新家后陪伴他睡觉的，你都已经保持这一习惯很长时间了。现在，想要改变它，你只能耐心地从头开始制订一个新计划。

对于陪伴孩子入睡，你真正的想法是什么？

面对孩子的软磨硬泡，你内心的真实想法到底是什么？我总结有以下五种最常见的答案，它们基本上囊括了所有父母的心声：

□ “每次哄他睡觉都要花很久，可我也有自己的事情要做啊。虽然躺在他身边，其实我心里一团乱。”

□ “有时候我睡着的速度比我想象的快得多，甚至比孩子先睡着。”

□ “孩子已经习惯我躺在身边，如果他半夜醒来后发现我不在，他一定会执著地叫我再回去。”

□ “不仅孩子，我丈夫也需要我，许多时候我真是不知所措。"

□"一天下来，我早已筋疲力尽，实在无心再陪孩子睡觉，只想哄哄他算了。"

要想找到解决方法，首先得明确问题出在哪里，也就是你的烦恼到底是什么。直面自己的内心，寻找真实的答案。

陪孩子入睡，还是教孩子自己睡？

现在，我将给你两个方向，但其实无论你选择哪个，只要竭尽全力，都会收效颇丰。

1. 继续保持原有的状态，陪在孩子身边，直到他睡着为止，但采用一个积极、鼓励的方式，让他更快一点入睡。
2. 一步步教会他如何自己安稳地睡觉。

与家人一起商量，找到适合你孩子的陪伴方式

在这个问题上，父母都会进退两难，内心万般无奈。他们并不想留下来陪孩子，但是又不愿看到他哭闹不止。有那么几晚，有你的陪伴时，孩子的确就很快睡着了，睡得也挺香；但还有那么几天，你内心实在不堪压力，只能匆忙进行完睡前活动，或者孩子莫名兴奋，翻来覆去就是不睡。更糟糕的是，结果通常都以你发飙、孩子哭喊收场。最后你不得不留下，但孩子的脾气却并未减小。

夫妻双方若产生异议，各持己见，那么情况会更复杂。孩子成了争执的牺牲品，越发委屈——夫妻二人一般白天对此避而不谈，

一到晚上，压抑和愤怒再也控制不住，一股脑地宣泄到了孩子身上。这种情况还普遍发生在离异家庭：孩子往返于两个家中，大人坚持自己的做事风格，并不妥协。单方的犹豫不决、双方方法的不统一都会让孩子一头雾水，睡前活动只会一次又一次地僵持下去，甚至你的意念也会随之动摇。这种情况下，其实你可以进行两个不同的计划，只要它们都是精心设置、言之有理的，不是你拍脑袋糊里糊涂即兴而为的就好。

记住，没有唯一正确的方法，只有适合你家人的好方法。无论留下陪伴还是离开让孩子自己睡，或者让家人一同加入到孩子睡前活动的计划中，只要作出决定吧，只要你能够坚持，综合你从这本书中学到的所有技巧，孩子的睡眠将不再是个难题。

决定1：陪着孩子直到他睡着

孩子如果很快入睡，你当然愿意和他同处一屋。只要通常都这么顺利，即使每次都需要你留下来，你也不会太介意。如果你决定留下来，那么就把这个决定告诉孩子，他一定欣喜万分，非常配合地进行你的新计划！用柔和的语调，轻轻地告诉他，就像是给他一个鼓励："从现在起，我会一直陪在你的身边，看着你慢慢睡着。然后，我再回到自己的房间，我们都会睡得很好。明天早上，妈妈还会给你一个大大的拥抱！"

你离开后孩子半夜醒来怎么办？

多数孩子，无论大小，只要有父母陪伴，就能安然睡着，整夜不醒。但也有一小部分，一整晚都需要父母在身边，半夜醒来也必须寸步不离。夜醒是自然现象，成年人也会发生，但孩子醒来实在令人头疼。当你读完此书，尝试其中各种方法后，你会慢慢清楚你的孩子属于哪种情况，这能让你更针对性地找到方法。当然，任何计划也应随着时间推移、视实际情况而变化。除非你设定了最后期限，不然在做任何变动之前，请确保已做了足够多的实践。正常情况下，一个方法，要想看到它的效果，起码得要一个月左右的时间。

三个小贴士，让父母孩子都睡得更好

陪伴让孩子和你都安心定志，但是关键在于你得找一个有效的陪伴方式。这个方式要能缓和孩子的身心，且最后成功关灯休息。做一些你们一直做的睡前活动，阅读、讲故事、爱抚，然后关灯，保持安静。孩子昏昏欲睡的时候，你得保持安静，千万不要继续和他说话，这样只会让他变得越来越清醒！孩子如果又发出什么声音，你可以轻轻地以“嘘”声回应。

以上行为，都以你的意愿为前提，不必强迫自己。否则坏情绪就会影响到整个环境，那一定不会是平和舒缓、爱意浓浓的睡前活动。

①增加孩子白天活动量，让孩子睡前感到疲倦

每当临睡前，你一定希望孩子早就哈欠连天。如果他不觉得累，他就会不愿乖乖上床睡觉。请对照第11页的表格，看一看孩子应有的睡眠时间。再检查一遍孩子的白天小睡时间，确定没有让他睡得过晚或时间过长。

然后，还要观察孩子一天的活动量是否足够。从早起到晚饭前，孩子应该进行充足的身体锻炼，从晚饭时间到睡眠时间，再慢慢恢复平静。

另外，只要确保睡眠时间不要过晚，以免孩子过度劳累。最后，请严格按照每一天的就寝时间准时上床，这有助于孩子的生物钟协调一致。

②安排充分的时间，进行睡前活动

根据全美睡眠调查所得出的数据，关灯后，超过一半的学龄前儿童和几乎一半的婴幼儿要花至少十五分钟才能够睡着。加上睡前的一系列准备活动（洗澡、换睡衣、刷牙、阅读等等），要让孩子睡觉得花上一个小时的工夫。但你越是着急，孩子越是睡不着。我一再强调过程节奏的平缓，当然也有例外：哪天孩子感到非常疲倦，你可以缩短安排，不要让孩子硬撑着完成死板的步骤。偶尔适当地简化步骤也是可行的，比如将原本读的三本书换成一本精短的小书。

如果你心急如焚，孩子从清醒直到睡着的这二十分钟，在你眼里就成了六十分钟。相反，如果你心如止水，孩子就显得入睡很快。当你开始新计划时，分别记下晚上关灯的时间及孩子最终睡着的时间，看看这过程到底持续多久。一个星期之后再记录一次，比较两次有无改变。你会发现，第二次所用时间会少于上一次，尤其当孩子知道你会一直陪在他身边时，他会睡得更快更香。

③让自己有事可做，你会更愿意陪伴孩子入睡

陪孩子睡觉时，你会怎样打发时间呢？百无聊赖地动动脚趾

头，认为这是在浪费时间，内心根本不愿这么做？这种想法很正常，也正是因为如此，许多父母对孩子的睡眠问题一直抱有恐惧心理。但要知道，一旦计划步入正轨，孩子会睡得越来越快。好好想想自己到底该如何度过这孩子睡着前的十五分钟。你或许可以参考以下做法：

· 回忆一天里发生的好玩的事，好好享受这美妙的体验；
· 安排明天的计划；
· 默默注视着孩子，看着他长大是一件幸福的事；
· 幻想一件有趣的事；
· 戴上耳机听音乐或有声读物；
· 冥想。

决定2：让孩子独自睡觉

你终于下定决心离开房间让孩子独自睡觉了。毫无疑问，你可以实现这个目标！不过这个问题就像多数睡眠问题一样，不存在放之四海而皆准的方法，也不存在立刻见效又不费力气的方法。若你只打算离开房间，让孩子哭到睡着为止，那这个决定看起来很轻松，实践起来却不简单，而且也会耗费不少时间。更何况，研究已指出，这种粗暴的方法可能只有一时之效，过不了多久，旧问题会伴随着新问题一并出现。

接下来，我会列举一些温和、实用的方法。根据第一章的内容，挑选一些添加到目前的计划中去亲身实践吧。

第1招 “妈妈马上回来！”，给孩子安全感

改变需要循序渐进。首先，按原计划进行，关灯后，等孩子渐渐产生睡意，你再起身准备离开，借口可以为“妈妈上厕所去，马上回来”或“妈妈回去穿袜子，马上回来”或“妈妈出去看下时间，马上回来”。

然后，在孩子准备下床之际回到房间。五分钟后，再次重复相同的做法。如果一直这么做，孩子就知道你离开后还会回来，慢慢放松警惕，不会再特意醒着不睡等你回来了。

如果你一离开，孩子就跟着下床，那就换一种方法。你可以在窗户前来回走动，整理衣物，拉拉窗帘，做些瑜伽的伸展动作，总之是一些需要起身但不至于离开房间的行为。过了几分钟，等孩子习惯你这样，你再慢慢地朝房门移动，直至留孩子一人在房间。

使用这个方法的头几个晚上，你要时刻留意孩子的反应。若他表现得不错，那你可以慢慢增加离开的时长。最后，你可以这样对孩子说：“妈妈会回来的。”（把“马上”两字去掉）当然，我们都知道那是第二天一早的事了。

第2招 一步一步离开他，孩子逐渐适应独自睡觉

是的，你可以将孩子至房门之间的距离划分成数个小段，一步一步慢慢地离开，并保持这个方法一段时间。一切根据你目前的计划和目标来调整。

整个过程中，你还需要配合书中提到的其他技巧，特别是第38页开始的8个诀窍。播放音乐、白噪音或将灯光调暗，这些都会增加成功的概率。舒适的环境能够让孩子更放松地去适应改变。如果孩

子第一次独自睡觉有夜醒的困扰，你就可以使用这个循序渐进的方法。（关于针对夜醒的解决方案，可参见第120页）

整个过程中请不要做大幅度的调整，逐步适应变化就好。

我来分享一个简易方法，你并不用严格按照它执行——还是那句老话，一切以自身家庭状况为基础。

☺ 六步走，慢慢离开，让孩子独自睡觉

· **目前** 你躺在孩子的身边，一直等到他睡着为止。他蜷着身子，紧紧地靠着你，可能有一只手臂、一条腿搁在你身上。

· **第1步** 你仍旧躺在床上，但和孩子保持一个手臂的距离，视他的需要，可以将一只手搭在他的身上。或者，你可以慢慢将毛绒玩具或毛毯递给孩子，播放白噪音、轻柔的音乐或有声读物，这对他都有助眠效果，保持每天都这样做。

· **第2步** 你紧挨着床边坐在椅子上。视孩子的需要，将一只手搭在他的身上或把脚放在靠近他的地方。给孩子放白噪音、轻音乐，这能帮助他全身放松。你自己可以戴着耳机听音乐、听广播，冥想，或织毛衣。如果孩子刚开始不喜欢，你这样回答他：“我就在这儿坐一会儿，马上和你一起睡。”渐渐地，他会习惯你不在他的身边。

孩子有个喜爱的毛绒玩具，放在他床上。一些大一点的孩子会很享受床上铺满着玩具的幸福感。你也可以拿它们来做挡箭牌，说：“你看，床上都没我的位置了，我只好坐在这儿了。”既然玩具成了孩子的好朋友，也可以告诉孩子让他一个个拥抱它们说晚安。这样有助于你进入第3步。

・**第3步** 将椅子移得离床再远一些。其余步骤不变，白噪音、毛绒玩具不能少。

・**第4步** 将椅子移到床尾。理由可以是这样："我要坐在夜灯下，专心地看会儿书。你和玩具们要乖乖地不出声哦。"

・**第5步** 将椅子移到门外孩子依旧看得到你的地方："这里更亮一些，方便妈妈看书。"当你看书的时候，适当地制造出一些声响，例如轻轻咳嗽、嘟囔或翻书的沙沙声，让孩子意识到你一直在身边。

・**第6步** 将椅子移到门外孩子看不到的地方，但也不能太远，保证可以和他正常对话。前几个夜晚，你依旧像以前那样，制造声响，告诉孩子你并未走远。如果一切安好，接下来几晚，你就安静地坐着。如果孩子自此轻松入睡，那么你就真正解放了，你就去做想要做的事吧。（万岁！）不过，你仍需时刻听着屋内的动静，有条件的话，可以安置一个婴儿监视器。因为半夜他要是做噩梦醒来，呼叫你的名字而你迟迟未出现，那么只能倒退一步，重新来过了。你可不希望发生这情况吧！

☺ 每一步要花多长时间呢？

时间上并无硬性规定，几天、一个星期甚至一个月都行。一切根据孩子的年龄、性格来决定，你的耐心和目标的设定也会影响进程的快慢。此外，也有可能发生某些阶段耗时过长的现象，这都无大碍。抚养孩子不是比赛，有时候你越急于求成，过程就越漫长。要有耐心哦！

第3招 “5–3–1倒计时”法，孩子更有心理准备

只要你决定了睡前活动的安排形式，请与孩子平等地沟通。虽然很多父母表态不如不告诉他们，但我还是建议你告诉孩子。关键是你如何向他解释清楚，并且提醒他应该做什么。

你可以逐步向孩子解释，每晚阐明一两个步骤即可。在开始第一步前，清楚、明确地告诉他接下来会发生什么。这会引起他的好奇心，下意识地做好准备。你可以采用“5–3–1倒计时”的方法这样跟孩子一步步说。

“五分钟后，我们要先洗澡。”

“宝贝，三分钟后就该洗澡咯。”

“距离洗澡时间还有一分钟哦。”

你可以搀着孩子去浴室，边走边说：“洗澡啦！”

当洗澡结束时，重复同样的形式：

“我们再洗五分钟，然后就该换睡衣啦。”

“宝贝，再洗三分钟，我们就要换睡衣了。”

“还剩一分钟！”

等孩子洗完出来，你要再次提醒他：“换睡衣！”

在换睡衣的时候，告诉孩子接下来要做些什么。

“换好睡衣，你要去刷牙，然后看一会儿书，最后上床睡觉。”

当你准备关灯或离开的时候，同样可以采用“5–3–1倒计时”法。如果一天中频繁使用这个方法，你会发现孩子做事效率会更高，也能完成得更好。

第4招 把睡前会发生的事制成画报，孩子不再不安

如果口头提醒还不够，那么最有效的方法是用画报一步一步清晰地展示给孩子看，详见第99页。晚间小吃、刷牙、哺乳、按摩、阅读，任何的睡前活动你都可以通过画报告诉孩子。你甚至还可以用它告诉孩子你何时会离开房间，离开后又会做什么，如坐在桌边、打扫房间、上床睡觉等等。保持你们之间的信息透明度，孩子就会理解你的良苦用心，并且相信在自己需要的时候你会出现，他就不会再烦躁不安了。

第5招 几个孩子一起睡觉，大人不必陪伴在旁

如果你有两个以上超过十八个月大的孩子，并且他们都不抵触你的安排，那么可以让他们组成一队，一起来进行愉快的睡前活动。许多父母都认为，这是一个让孩子自觉睡觉的好方法，并且过程极其轻松自然，两个小孩抱成团的画面多美好啊。

你可以同时安抚几个孩子，给他们讲故事，然后抽身离开，让他们说说悄悄话。提醒一句！有了伙伴后，孩子可能会更热衷于玩耍而不是乖乖睡觉。你完全没必要为此唠叨一小时“嘘！快睡觉！”。相反，你应该再多陪他们一会儿，在黑暗中为他们讲故事、放音乐，等你离开时，他们已经呼呼大睡了。

3.半夜常醒：孩子何时能一觉睡到大天亮？

儿子三岁了，但依然一夜要醒来两三次。每次一醒，他还必须要我们哄到他睡着为止。我曾在书上看到，孩子满3~4个月后，睡觉就应该整晚不醒了。我的儿子是不是有什么问题，还是我们有哪里做得不对呢？

“孩子过了几个月后，就应该独自睡到大天亮”，这般混淆视听的谣言最害人！首先，坦白来说，任何年龄段的孩子都难以做到“整晚安眠不醒”。这点我在第一章中就曾说过——任何人，包括成年人，每晚都可能会醒来五次，甚至更多，尤其在睡眠各个阶段的转换之际。

因此，你要做的不是让孩子整晚不醒，而是在他醒来后能够独自再次入睡。这对于很多父母来说可谓是难于上青天——他们白天都不让孩子独处超过十分钟，怎么可能让心肝小宝贝完全独立整整十二个小时（从晚上七点睡觉直到第二天七点醒来），更别说婴幼儿了。事实上，孩子们在上幼儿园以前，的确很难有这样的自主性。

美国睡眠基金会采访了1473名家长后，发表了一份长达两百页的研究报告。这个报告名为《2004全美睡眠调查》，我在前文也有提过，它为我们展开了一幅生动形象的关于孩子睡眠的全景图。数据清晰地表明，孩子夜醒的现象并不少见，甚至可以说是极其平常。在问及一般孩子一夜醒来几次，并需要父母陪伴才能再次入睡时，回答如下：

婴幼儿

4% 一夜三次及以上

5% 一夜两次

\+ 38%一夜一次

47%婴幼儿一夜至少醒来一次

学龄前儿童

2% 一夜三次及以上

3% 一夜两次

\+ 31%一夜一次

36%学龄前儿童一夜至少醒来一次

在我调查的245个家庭中，47%的父母承认孩子夜间会醒来，并且需要他们的陪伴才能再次睡着。然而，我在一家医疗诊所内发现了一本儿童睡眠书，我对上面的结论表示难以理解。其中说道，“对所有父母来说，孩子夜醒算是最普通的睡眠问题了。六个月以后，大多数正常的宝宝都可以整晚安眠，剩下的50%的孩子依然存在障碍，无法做到这点。”看到这段陈述，不知你是否也感到困惑。如果说，某件事情的发生概率高达50%，那能称之为不正常吗？英国著名的儿童心理学家、教育专家佩内洛普·利奇医生（Dr. Penelope Leach）表示：“妄断孩子频繁夜醒且需要父母的陪伴是一种睡眠障碍，简直就是胡说八道。我认为这是对父母的不尊重，”她说，“如果你坚持认为夜间不能发生任何吵闹，那真是大错特错了。”

其实无论是孩子的频繁夜醒，还是需要你的陪伴，那都是再自然不过的事情。引导孩子每天一觉睡到天亮，和教会他走路、说话、喝水毫无差别——你需要慢慢来，用他觉得自在的方式，一点点地教他。

回忆当初，你牵着孩子的手教他走路，每天不厌其烦地教他说话，亲身示范教孩子喝水。现在，你也可以用同样的心态和方法来教他。除了年龄、性格、生理等客观因素，你可以使用技巧循循善诱，最终教会孩子独立自主地睡觉。

首先，你要了解孩子为什么要吵醒你，然后才能针对具体情况采用具体的方法，教会孩子一个人睡觉，让你安枕无忧。

有许多方法可以改善夜醒问题及其他睡眠问题，你有必要建立一个完整的睡眠计划，而不是一小段只字片语。如果你还没有头绪，请花点时间再好好重读第一章，制订一个属于孩子的睡眠计划。在此基础上，运用下面提到的建议，一切都会好起来的。

为什么孩子会半夜醒来喊你呢？

在研究孩子吵醒父母的理由时，随着过程的逐步深入，我深深地被孩子们的无限遐想所折服，甚至佩服那些能够自己乖乖睡觉的孩子，他们是有多么强大的内心啊！

明确孩子夜里叫醒你的动机很有必要。一些原因很明显，而如果你能够以此想出一些切实可行的方法，那你完全可以开始行动起来。不过，鉴于50%的婴幼儿和36%的学龄前儿童每晚得至少醒来一次呼叫爸妈，奉劝一句，心急吃不了热豆腐啊。

那么，哪些理由最普遍？你的孩子属于哪种情况呢？应该怎么解决呢？

原因1 孩子尿急、尿床了

如果孩子每天早晨醒来，尿布浸湿一片，那很有可能是因为尿布的潮湿阴凉、尿液的刺痛扰得孩子无法安睡。

如果孩子清晨醒来后总是直奔厕所，尿得很多，那么过度充盈的膀胱很难让他半夜醒后再次入睡。一些睡眠专家指出，孩子憋尿还会引发梦游、说梦话、做噩梦。

所以，睡前的两个小时，不要让孩子喝太多水。孩子的尿布要确保有余以备替换，并在他的屁屁上涂抹滋润性的油膏。如果孩子已经会上厕所，请在进行睡前活动时，不时地提醒他去上厕所，尤其是准备睡觉前。如果孩子仍处于坐便训练阶段，不用催促他一定要排便干净。在他学会一晚上不尿床之前，请给他穿尿布并准备多条干净的短裤。在这个过程中，请不要表现出惶恐不安，因为这也会影响到孩子的睡眠质量。（详见第214页）

原因2 孩子做噩梦、夜惊了

如果孩子醒来后直哭，老黏着你，你需要耐心地安慰他，因为他多半是做噩梦了。如果他不停地喃喃自语，那铁定是被吓坏了。

就像你常常躺在床上想东想西，孩子也是如此，只要关上灯，房间里一片寂静，他的小脑瓜中便开始胡思乱想。这也许算不上是噩梦，但也足够让他吓得直哆嗦。第193页将详细阐明解决方法。

你会纳闷儿，他哪儿来的这些荒唐念头？这可谓五花八门，电视节目、书本、大人之间的对话或哥哥姐姐玩的刺激游戏都会让他想入非非。

除此之外，儿童故事、儿童电影中也会隐含一些恐怖元素。孩子看待事物的角度不同于大人，请时刻观察他的反应，如果有任何看起来不对劲儿的地方，立即终止。

孩子受到惊吓后，你要适当地做心理安慰。传递一些积极的思想，描述一幅美丽的画面，都可以缓解他的紧张，帮助他再次安睡。

睡前播放一些愉悦的童谣可以让孩子放松心情，诸如《天上星星亮晶晶》《摇篮曲》等。你可以在网上搜索歌词，或干脆自己即兴创作。

临睡前，细心留意孩子，不要让他因任何不愉快的事影响情绪。最后，和他一同享受安静的阅读时光，让他把所有可怕的念头抛在脑后吧。

原因3 白天小睡不合理

白天小睡时间不规律、睡眠不足、睡得过长或过晚都会造成孩子频繁夜醒。研究证实，孩子直到四五岁时，白天小睡也不能少，不然晚上很容易做噩梦、醒来，甚至失眠。

请把书翻到第11页，再次确认孩子白天小睡的时长，看看他是否符合标准。然后再通读第202页上的内容，针对白天小睡的各种烦恼对症下药。

原因4 就寝时间过晚

很多时候，孩子睡得太晚或睡得不够，会导致长期睡眠不足。孩子的表现特征并不明显，通常会做事缺乏耐心、磨磨蹭蹭或脾气暴躁。睡眠不足会让孩子在很少的睡眠时间里睡得不踏实，整夜不间断地醒来，甚至噩梦、夜惊、磨牙、失眠等症状接连不断。

请再次温故一遍第11页的表格，仔细重读第一章、第二章的全部内容。健康的睡眠不是单凭一两个方法就能拥有的，多关注孩子，了解他的真实情况，才能事半功倍。

原因5 睡眠环境不宜人

房间太热、太冷，床面不平，床单令人发痒，环境太安静或太吵……有些孩子和成年人一样，对周遭环境极度敏感。只要有任何瑕疵，他们就很容易在半夜惊醒过来，再难睡着了。

所以，一定要仔细检查孩子的房间，确保没有任何会干扰到他的东西（详见第58页）。孩子提出的抱怨或请求，一定要按照他的想法速速解决。你也可以给孩子穿一双保暖袜，将房间的温度调至适宜的温度，给他换一件新睡衣或换一条不同材质的毛毯，这些调整对孩子的睡眠都非常有益。

原因6 孩子饿了或晚饭吃错食物

孩子出生后的成长并非匀速，有时候会一瞬间猛长好几厘米，这时他需要摄入更多的食物。然而，大多数时候他忙着嬉笑打闹，并不会感觉饿，但一天下来因为没有补充足够的营养，待到他安静下来的时候，孩子就会觉得肚子空空如也。

正如前文所说，有些食物非常有利于孩子的睡眠，而有些食物，孩子吃完以后会过敏，导致晚上睡不好觉，因此，你要确保他的三餐中不出现任何过敏源。

第68页的诀窍6中，我曾列出一些好食物以及孩子进食的最佳时间。至于过敏问题该如何避免，可以参看第276页。

原因7 白天接触了新鲜事物

如果孩子最近夜醒得较之前频繁，还有一种可能是由于他最近接触了新事物而焦虑不安，也许是学习走路、跑步、跳跃、读书或用电脑，这些信息会时时吸引着孩子的注意力。如果他醒来后，突然变得非常活跃，估计是准备接着学习了。

建议你在白天让孩子劳逸结合，合理地分配时间。孩子学习新技能的同时，不忘适当地休息，或者玩一些他以前喜欢的活动，然后渐渐静静地放松，什么都不做。切记，避免在睡前教他学习新技能。

原因8 孩子患有分离焦虑症

分离焦虑症在孩子早期成长阶段尤为普遍。所有的孩子都曾有过这种阶段，只是有些孩子反应得更为强烈一点。还有一些孩子白天不会表现出不愿与父母分开，但这并不表示他没有分离焦虑症。当至亲的人在身边时，他感到安全，在半夜突然醒来，发现独自一人身处黑暗时，就会忐忑不安。这是非常正常的心理。

生活中出现的新调整会使孩子的分离焦虑症愈演愈烈。例如他开始去日托班、面临断奶、换床，或父母分居、再婚，或爸爸有了新工作、妈妈怀上二胎或产假结束继续回公司上班，这些小插曲都会很自然地引发孩子的睡眠问题。

稳定、规律的睡前活动是克服分离焦虑症最有效的方法。如果孩子在半夜醒来，你需要额外准备一套应对计划，帮助他重树能睡着的信心。比如，让他坐在你们的床上，喝口水，抱抱毛绒玩具，想一些开心的事，帮助他与玩具、毛毯之间建立一个特殊的友好关系，让这些玩具在你不在他身边的时候也能给他安慰。然后，耐心地等他恢复情绪，再次入眠后，你默默地站在走廊边观察一会儿再离开。第二天孩子醒来后，再第一时间出现在他的面前，这时他一定会很高兴。另外再分享一个秘诀，睡前和孩子讨论下明天的安排，第二天丰富有趣的活动会让孩子更加期待新一天的来临，睡得也自然更快、更香、更沉了。

原因9 孩子正在长牙

要是有人向你保证，孩子长牙根本不会妨碍到他的睡眠，那我估计此人从未有过牙疼的悲惨经历，或从未见过孩子嘴里满是肿大发青的牙龈。长牙给孩子带来了很大的困扰，睡眠更是受到巨大影响。第251页会详细讲解孩子长牙期间的惯有表现，并提出各种缓解疼痛的方法。

原因10 孩子性格敏感、胆小

我有四个孩子，他们在睡眠上的脾气截然不同，至今亦是如此。询问身边任何一位家中有几个孩子的家长，你也会得到相同的答案。回过头看看你自己、你的配偶、你的家人、你的兄弟姐妹、你的朋友，你们的睡眠习惯都一样吗？显然不是。所以，认识孩子的性格特征对改善睡眠至关重要。

一个孩子如果过于敏感、固执、胆小、容易紧张又要求过多，一般而言，他比其他孩子更容易夜醒。这类孩子需要更细致入微的解决方案。

此外，随着孩子的成长，他的夜醒原因也会发生变化。比如有一段时间孩子会变得特别黏人、易受惊吓，那么他的睡眠习惯也会被打破。

另外还存在一些特殊情况。比如刚刚领养的孩子或大病初愈的孩子，他们更容易有睡眠问题。对于他们而言，你只能加倍留心观察、呵护。

原因11 孩子患有失眠

如果孩子几乎每晚都要花很长时间才能入睡，即便他很累却依旧如此，或每次醒来都会等很久才能睡着，他很有可能患有失眠了。

读到这里，你应该很清楚大多数睡眠问题是因这些而起——坏习惯、睡前活动不合理或不持久、白天小睡时间不够、过度疲劳、胡思乱想以及长期睡眠不足。不过只要计划得当，所有问题都能迎刃而解，孩子也会爱上睡眠。

导致孩子失眠的另一个原因是他的饮食出了差错。苏打水和巧克力中含有的咖啡因，是扰乱睡眠的罪魁祸首。临睡前吃高糖食物、含有人工色素及各种添加剂的食物、高蛋白食物、单一碳水化合物，都会影响孩子的睡眠质量。睡前应选用哪些健康安全的食物，可以具体参考第68页的诀窍6。孩子如果是敏感体质，或患有哮喘、耳疾、胃食道逆流症及其他生理疾病，发生失眠的概率也会较高。

原因12 孩子患有睡眠障碍

研究证实，孩子的各项睡眠障碍中仍有相当一部分有待定论。所谓睡眠障碍，是从医学及生理角度而言，存在于睡眠过程中发生的各种异态反应，造成的原因多达五十多种，而找到导致这种睡眠障碍的根本原因才是关键。

你可以先把书翻到第315页，我列举了不少睡眠障碍的行为表现。如果孩子符合其中一种，你就有必要去寻求专业人士予以治疗。此外，如果你根据书中提到的方法，长期实践一个月以上仍未见成效，那么孩子很可能患有原因不详的睡眠障碍，也请及时求医。

原因13 孩子患有过敏或哮喘

孩子若常在夜间咳嗽、鼻子堵塞、鼻鼾阵阵，甚至呼吸困难，那么他多半患有过敏或哮喘。白天，你可以观察孩子在剧烈运动完后是否呼吸费力，或靠近动物、植物花粉时是否会打喷嚏、咳嗽，以及处于粉尘、烟味中，甚至在较冷的温度下有无过敏反应等。

过敏和哮喘是儿童最易患上的两种疾病。两者都会引发鼻黏膜黏液分泌过剩及充血肿胀，孩子平躺下来后会很难呼吸，直接影响他的睡眠质量。而孩子最容易对某些食物过敏，包括奶制品、鸡蛋、花生和小麦。若你的孩子患有其中任一症状，建议咨询专业人士。（详见第276页）

如果孩子已经确诊患有过敏或哮喘，并且正在服药，那么请问清药物造成的副作用，因为一些药物会让人嗜睡或格外清醒。

原因14 孩子胃部不适

如果孩子在熟睡过程中会突然噎住、咳嗽，醒来后哇哇大哭，孩子很可能患有胃食道逆流症。这种情况孩子往往感到不舒服，却苦于无从表述，别担心，第276页上有具体解决方法。

原因15 生活中的突发状况

影响孩子睡眠的事件包括——家里新添了一名成员、搬家、父母离婚、参加日托班、旅游、妈妈重返工作、断奶、爷爷奶奶的远道而来等等，这还只是其中一小部分。这些情况下，睡眠被打断的主要原因有三：1）过于兴奋或过于紧张；2）无效的睡前活动；3）父母的情绪波动。

通常，孩子的睡眠习惯会因生活中的突发状况而改变，但若父母熟视无睹，久而久之，孩子的突发行为就会变成真正的习惯。所以，你需要时刻观察周遭的情况，确保孩子的睡眠不受影响，或者作出相应调整，以防原来的睡前活动完全失效。

要想取得成果，耐心、关爱以及观察，一个都不能少。在这些短暂的插曲过后，请重回正轨，每晚记录下孩子的睡前活动，并按照原计划进行。无需太久，余波终会过去，孩子就能继续和你配合得天衣无缝了。

原因16 你的陪伴已经成为了孩子的睡眠联想

如果每天晚上孩子要吵醒你四五次，他可能真的无法一个人睡觉，格外需要你的陪伴。他需要你的存在才能再次入睡，这就是“入睡联结障碍”。这可能是因为自打出生后，他一醒来就有你给他喂奶，然后再入睡，也有可能是由于某种特殊原因，如他生病时，或者你们一起在外度假时，你曾临时一反常态与他一起睡觉。不管这种特殊情况持续了多久，你的陪伴最终成了他的睡眠联想。

解决这个问题存在一定难度，但依旧可以成功。下文会有许多针对性的方法，帮助孩子建立一个新的睡眠联想，并且让他感到舒适自在。

孩子对妈妈的乳房有着强烈的睡眠联想。如果孩子醒来后吵着要吃奶，而且你没办法克服它，请参考第139页。如果孩子半夜醒来后会跑到你的床边，请参考第182页。

如何让孩子半夜醒来后不再喊你?

自此，我基本上把孩子夜醒的各种原因阐述完了，当然，仍然有很多其他可能。加之年龄、体质的不同，原因更是复杂多样。不过也不用太紧张，任何人在睡眠过程中都会经历浅睡眠和短暂醒来的阶段，这符合人体内部的运作机制。那些鼓吹得天花乱坠的万能法，以及任凭孩子哭到睡着为止的残忍方法，常常不会起任何作用。

所有的孩子都会夜醒，但如果你的孩子每次醒来都会叫醒你，这就有问题了。首先要找明原因，其次要根据原因寻找解决方法，教会他即使在半夜醒来，也要依靠自己的能力睡着。

除了上文我所提到的特殊解决方法，以下是许多针对不同问题的小窍门。选择适合孩子的，运用到你的睡眠计划中去吧!

方法1 营造一个良好的睡眠环境

环境对孩子的睡眠至关重要，同时这也是导致孩子在夜间醒来的原因之一。在他睡着后的15~20分钟内，请你仔细地观察他有无异样。房间里的环境如何？你的体感是否舒适？屋内有无杂音？这些都直接决定了孩子的睡眠质量。

有些孩子只能在特定的环境下入睡，有些则更自如。但对于大多数孩子而言，若睡觉时的环境与半夜醒来时的环境发生变化，他会感到不安而难以再次入睡。

如果你发现了两次环境中的确存在区别，那你应该尽力将这区别调到最小。如果孩子准备睡觉的时候，外面灯光明亮，而他半夜醒来的时候，屋外漆黑一片，你可以这么做：在窗户前挂上隔光窗帘，或在进行睡前活动的时候，使用较暗的夜灯。如果孩子准备睡觉的时候，家里很吵闹，那么在他睡着的时候可以加入一些白噪音——为了以防万一，可以放上一整晚。

下面是一个供你详细比较的表格，记录下环境中不同的和相同的地方。有些你在睡前就能调整，有些则需要半夜起床再悄悄地去改动一番。

环境	睡前	半夜	如何调整?
灯光太亮、太暗还是正好?			
体感温暖还是凉爽?			
孩子能听到哪些噪音?			
床上放着哪些玩具?			

窗户是开着的还是关着的？所有的橱门、房门是开着的还是关着的？			
孩子叼着奶瓶、奶嘴吗？			
孩子是否边吃奶边入睡？			
孩子在你的怀里睡着，你再把他抱到婴儿床里？			

总之，周遭的环境在孩子睡前是什么样，在他醒来后请尽可能维持原样。这样，即便半夜醒来，他也会感到放松安全，不吵不闹地再次睡着。

当然，睡眠环境在你的整个睡眠计划中还只是一小部分，起到关键作用的依旧是孩子的白天及夜间的睡眠安排。

☺ 孩子半夜醒来时，你该怎么做？

当孩子在半夜醒来时，你应该好好安抚他直到他再次入眠。你万万不能打开灯、和他聊天、给他喂奶、看看电视、唱唱歌打发时间，更不应该斥责他，否则只会让情况越来越糟。

你要尽可能让他身心放松，纵使你感到无聊透顶，无论如何都请你保持足够的耐心：给他满满的爱，轻声与他交谈加之温柔的抚摸，就像他入睡时那般呵护他。（很简单吧，估计你那时也昏昏欲睡了。）

这时还要记得让孩子保持平躺，闭上双眼，尽快入睡，他偶尔的吵闹并无大碍。

方法2 在床边给孩子留一个位置

稍大一些的孩子在半夜醒来后，会特别希望父母能够在身边，或看到父母熟睡的样子。如果你的孩子属于这种情况，试试这个办法：在靠近你的床边的位置，放上一只睡袋、蒲团或床垫，告诉孩子你明白他有多么想和你在一起，但要是他半夜醒来后哭闹着把你吵醒，你也很生气。所以，如果他真的渴望你在他身边，可以睡在你旁边，安静地寻求慰藉。

你可以事先在睡前做几次演习，慢慢引导孩子，等到事情真的发生时，他就会自觉地这么做了。

方法3 孩子醒来后，缩短去看他的时间

但凡孩子一醒，你就急着去看他，最后结果未必会好。无论你是耐心地哄他，给他喂奶，还是把他抱在怀里轻轻地摇晃，这些看似温暖的举止实则只会助长孩子对你的依赖，越来越离不开你。下面这个方法既能同样给安慰他，让他不哭不闹，又能教他学会自己睡觉。

当他醒来后，你依旧可以去看他，不过过程越简短越好。一旦他平静下来，就适当地与他保持距离，但不用离开房间。不要向他解释你这么做的原因，否则只会招来埋怨。你可以佯装在整理房间——关窗户、叠衣服、叠尿布，不紧不慢，边做边小声哼哼。即便你觉得有些不自在，但孩子并不会察觉出深更半夜这么做有多奇怪，相反，你的存在会让他感到无比舒心，从而不知不觉就慢慢睡去。这是教会孩子独立睡觉的重要一步，只要他欣然接受，以后他呼叫妈妈这种事就不会在半夜频繁出现了。

你也可以在孩子的卧室里放上一把椅子或一个床垫，万一他需要你，你就坐着或躺着安顿好他，教他乖乖睡觉，直到他迷迷糊糊地睡去再起身离开。

方法4 准备好“睡眠小伙伴”

孩子都不喜欢醒来后孤零零独处房间的滋味，他们会本能地寻找心理安慰——父母。这时，他的“睡眠小伙伴”就能发挥用处了。“睡眠小伙伴”可分为以下几种：

· **一只特定的毛绒玩具或者满床的玩具**。给每一只玩具起个名字，让它们负责“照顾”孩子的睡眠。一些孩子只钟情一只特定的玩具，并且一玩就是好几年，一些孩子则个个都喜欢，还有一些孩子享受躺在玩具堆里睡觉的惬意。

· **有声读物、舒缓的音乐或白噪音**。孩子如有这些东西陪伴，睡眠就会容易很多。告诉孩子即便半夜醒来也不用感到害怕，自己动手按一下播放按钮就行。（千万别让他看电视，否则只会引发更多的睡眠问题！）

· **一群优哉游哉的鱼儿**。鱼缸里过滤器发出的独特声效也具备白噪音的舒缓功能，鱼缸里微弱的灯光也能使孩子感到放松。

· **一只能够待在孩子床边的宠物**。由于孩子太小不懂事，你又会时常疲劳而无心看护，我的建议是给孩子选一种不用花费过多精力照料的宠物，比如小乌龟或小青蛙，它们会是孩子不错的伙伴。（尽量不要选择仓鼠之类的啮齿动物，它们会整晚发出窸窸窣窣的声音，让孩子不得安宁。另外，如果孩子容易过敏或患有哮喘，也劝你放弃考虑猫狗。）

·**兄弟姐妹**。如果家中不止一个孩子，你可以安排他们同睡一张床。出于安全考虑，切记不要让十八个月以下的婴儿和哥哥姐姐同睡。双胞胎或年龄稍大些的兄弟姐妹一起睡是最欢乐的，并且还能出奇的安静。当然，以防他们晚上过于兴奋，睡前活动是不能省的，讲讲故事，直到他们的眼皮渐渐耷拉下去。孩子们喜欢睡在一起，何况，这也不失为培养感情的好方法。

方法5 让孩子给你出主意

许多父母深受孩子夜醒的困扰，却从未想过让孩子一起加入到改变计划的队伍中来。其实，大一些的孩子往往可以提出不少建设性的想法，并且因为亲身投入，他们会更愿意配合你去达到预期目标。你们可以这么做：

①找一个安静的环境，与孩子促膝长谈一番。（请选择在白天，不要在睡前！）

②客观坦诚地向他说出你的困扰："因为你总是半夜醒来，我常常睡不好，为此我有些不高兴。但是，我非常希望我们俩都能够快快乐乐的，所以我想请你给我出出主意。"不要使用消极悲观的语气，也不要态度强硬得像是在惩罚他，要更像是两个朋友在共同思考一个棘手的问题。

③告诉他你所期待看到的成果："我希望你能够整晚睡在自己的床上，不吵不闹，这样妈妈也能够安心睡觉。"

④询问孩子的想法："怎样才能让你整晚安枕无忧呢？"（做好心理准备，因为你会得到许多稀奇古怪的回答。不过如果孩子亲口提出一些要求，那很可能这对他来说很有用，值得一试。）

⑤一起讨论，列出一张方案清单。

⑥亲身实践其中可操作的方法。

方法6 将孩子半夜醒来后的情况演习一遍

孩子每次醒来，都有一套固定的行为模式——大声呼唤你、哭闹不止或直接爬下床来找你，他们不经大脑思考就能做出这一系列反应。想要改变现状，不妨试试在每次临睡前，预先模拟一次夜醒。

整个过程越轻松有趣越好。你可以模仿孩子在夜醒时的表现，再让孩子亲身示范他会怎么做。

你也可以以孩子为主人公，讲一个小故事来告诉他应该怎么做，如：

泰勒醒了，他看了看窗户，外面一片漆黑。他又仔细听了听屋内的动静，悄无声息，所有人都已熟睡。泰勒抓起他的泰迪熊，放在枕边。他端起一杯水，轻轻地喝了一口。接着，他把被子拉到下巴处。他感到既温暖又舒服，慢慢地闭上了眼睛。很快他又睡着了，梦到自己骑着一匹马，欢快地飞奔着。他知道，第二天早上，妈妈就会出现在自己的眼前。

别指望一晚上的工夫就能让孩子全然改变。你需要不断重复这个故事好几个星期，帮孩子养成一个持久的习惯。

慢慢改善，不要急于求成

夜醒问题一直是孩子睡眠的头号难题，要知道，父母如果缺少了安稳的睡眠来养精蓄锐，就更别提教育孩子了。可能这个问题从孩子出生时，就一直让你头疼不已。但是，你不是一个人在战斗！这在孩子成长中不过是稀疏平常的一段插曲。同时也要明白，孩子在成长中遇到的问题，都没有一夜见效的神奇妙招。

所以，请鼓励孩子，慢慢跟着你的节奏来，不要急于求成，日复一日的努力付出终会让一家人的睡眠得以改善。切记，想一百种方法不如真正实践一回来得有效，行动起来吧！

追求成效的路上不会一帆风顺。孩子刚开始可能睡得不错，但紧接着又是几日无眠夜，随后又睡得更好了，过程中难免起伏不定。如果中途他长牙、生病、出去度假、身体发育，或遇上任何变化，都会阻碍正常的进程。这条路不会是一条笔直的康庄大道，它更像是你在跳舞，先向前迈两步，再往后退一步，又向旁边跨一步。无论如何，舞曲终会结束，你也会到达心驰神往的彼岸——你和孩子终于能够安睡整晚。

4.半夜还要吃奶：孩子什么时候才不用半夜喂奶?

我喜欢白天和临睡前给孩子哺乳，但是他老在半夜醒来吵着要吃奶，真的让我很为难。他已经十八个月大了，但仍然会每晚醒来四五次！我的睡眠受到了严重的干扰，极度渴望一顿安稳觉。即便他不吃奶，也非要我哄着才能再次睡着。但我一点不希望让他哭到睡着为止，现在他那么大了，我更不希望他这样。请问如何让他夜间断奶又能不哭不闹乖乖入睡呢?

上述情况多发生在一些母乳喂养的妈妈们身上，她们不愿让宝宝哭到睡着为止，于是半夜还坚持哺乳。提问的这位妈妈能这般呵护孩子令人感动，我肯定她是一位体贴入微的好妈妈，我也非常清楚她的感受，长时间的睡眠不足让她而感到沮丧、困惑，有时甚至会发怒以至绝望。我的儿子科尔顿直到十二个月大还是一个半夜要吃奶的小家伙。他每隔三十分钟至一个小时要喂一次奶，夜复一夜，而这也正是我提笔写书的初衷!

改变夜间哺乳的习惯，可谓极其复杂、困难重重。本节会告诉你其背后的原因，这有助你更了解孩子的真实情况。

夜间断奶怎么那么难?

母乳是生命中最自然最完美的助眠营养物，它能使原本活泼好动的孩子慢慢放松，为瞌睡中的孩子抵御寒冷。你也许会说，很多婴幼儿并没有因为母乳而变得安分，但尽管如此，你也不能否认母乳是很多孩子很强的睡眠联想之一。

当你哺乳的时候，你会分泌大量的母性荷尔蒙，也称作“爱的荷尔蒙”，医学上称之为催乳素和催产素。除了能激发你的母性本能，这些荷尔蒙还能够让你感到放松，慢慢产生睡意。拥有如此强大的功效，无论对于母亲还是孩子，母乳喂养都充满着吸引力，很难放弃。

改变夜间哺乳的习惯，让孩子整晚安眠，你需要付出精力、努力和耐心。只要能够稳步进行新的睡眠计划，睡觉就再也不会成为一种奢侈了。

哺乳是安抚孩子的“秘密武器”

我很高兴有过一段长达九年的哺乳经验。我的第一个孩子刚出生不久，我便开始哺乳，而最小的孩子直到三岁才彻底断奶。我的丈夫罗伯特很早就发现了母乳的神奇功效，安抚孩子、平复情绪、补给营养以及所有他力不能及的事，他天真地称赞母乳为“秘密武器”。我想你也会点头表示赞同吧。无论白天还是晚上，孩子一哭闹，哺乳已经成为你的第一反应。长时间地依赖哺乳解决问题，让你很难再改弦易辙，去接受新的方法。

当然，白天你依旧可以尽情使用这“秘密武器”，但是针对孩子夜醒的情况，你需要运用不同的技巧，让孩子安睡。

经常哺乳会为让你和孩子的关系更加亲密。孩子因为哺乳睡着了，你也觉得这个哄睡办法既放松又简单，哺乳已成为你永久不变的妙招。一旦你打算断奶，你很快就会发现，孩子并不情愿也不予配合。紧接着，你要么依旧按部就班地继续哺乳，孩子的睡眠既快速又容易，要么就只好忍受孩子的哭闹不休，迎接一场持久的对抗战。你当然会毫不犹豫地选择前者。

其实，你只需制订一个特定的计划，一步一步跟着做，你就可以逐渐断奶。不言而喻，过程会充满挑战，因为你打破的是习以为常的旧习惯。刚开始，你可能需要投入大量精力，还要适时地用上小聪明。孩子适应断奶后，你们就可以睡上一顿真正的好觉，心情愉悦地期待清晨的拥抱，这时你可以小小地奖励他一份母乳早餐。

妈妈的乳房是孩子的“睡眠小伙伴”

我们已经不止一遍地强调过孩子拥有“睡眠小伙伴”的重要性，心理学上称孩子的这些心爱之物为过渡客体。显然，你的乳房让孩子在瞬息万变的世界里感到十分安全与舒适。即便许多孩子已经有毛绒玩具和小毛毯陪伴，他们由于经常哺乳，就习惯性地把妈妈的乳房当作心爱之物。通常，心爱之物是成对出现的，诸如泰迪熊和乳房，毛毯和乳房。有时甚至有更夸张的组合，妈妈的头发和乳房，妈妈的双手和乳房。

孩子感到不舒服或不安全的时候，就会渴望“睡眠小伙伴”在身边，半夜醒来时也不例外。也许你内心为自己在孩子心目中的重要地位而感到一丝洋洋得意，每次孩子的小手伸向你，或冲你暖暖一笑，你就会深深地意识到孩子对哺乳的依赖，而随之母爱泛滥。

作为四个孩子的母亲，我也常常会怀念他们曾经在我怀里吸吮乳汁的时光。光阴似箭，其中三个已长成独立自主的青少年，最小的孩子虽说还没上学，却也听话懂事。这么多年，我在他们心中的地位始终未变，变的只是孩子们更成熟了。相信我，每一次改变都会刷新你对亲情的理解，彼此的关系只会愈发紧密。我深知你对孩子关怀备至，但孩子适龄之后的断乳并不会破坏你们原本形影不离的关系。

断奶需要完整的计划和充分的耐心

从孩子降生的那一天起，哺乳就成为你们彼此生命中不可或缺、永恒不变的一部分。孩子需要乳汁的抚慰得以安眠，而你也是出自本能地愿意这么做。它简单有效，所以改变于你们而言，无疑像是再学习一门新的语言，费时费力。无论是睡前还是半夜，哺乳总是能够第一时间平复孩子的情绪。久而久之，孩子脑中早已将乳汁与睡眠紧紧地联系在一起，难舍难分。因此，如果你决定减少哺乳，那就需要坚定不移的决心、整日整夜的坚持。你需要重新调整睡前活动，适当地复杂化整个进程，让孩子逐渐学会摆脱对哺乳的依赖而自己入睡。

令人欣慰的是，无需太久，孩子就会愿意遵循你的安排做事，养成一个新的习惯。总之，完整的计划、坚定的决心、充分的耐心，三样缺一不可。你还需做好心理准备，因为在改变初期，你依旧无法拥有正常的睡眠，但好在一切都会过去。

害怕孩子不吃奶，就没法安睡到天亮

作为一位母亲，你尽心尽责，全身心投入到孩子身上，看着他健康成长，内心也倍感幸福。你说什么也不会任由孩子在大街上乱跑，不会晚饭给他吃几颗糖果草草了事，也不会让他随意将橡皮泥

塞入DVD播放机，更不会举手打他——你认为这是作为母亲的基本准则。然而，一提及哺乳，你却始终不忍心拒绝，更别提去改变。无论孩子是否已到了断奶的年龄，只要他半夜醒来，你依旧愿意为他放弃自己的一顿安稳觉。

事实上，孩子不吃奶，依然可以安睡到天亮。成千上万个孩子都可以做到，你的孩子当然也可以。他不会因为半夜没有你的及时照顾而感到饥饿或孤独，你只需合理地进行睡前活动，早上起来不忘与他腻歪一会儿，你们之间的关系就能一直坚不可摧。你将重新拥有良好的睡眠，为人更亲和，做事更有耐心，孩子也一定会更喜欢你！

害怕夜间断奶会影响日间哺乳

有些孩子白天精力旺盛，妈妈也往往会没有充分的时间哺乳，即便有，也是仓促为之。婴儿每隔一两个小时需要喂奶一次，随着他慢慢长大，将缩减到一天一至两次。这些活跃孩子的妈妈夜间不愿放弃哺乳，是因为她们害怕本就因为太活跃而吃奶较少的孩子就此会逐渐断奶。在我看来，这未免过于杞人忧天了。

其实，许多孩子在夜间断奶后，依旧会持续很长一段时间的日间哺乳。我的四个孩子都是如此。小儿子科尔顿十三个月大时停止夜间哺乳，但是直到三岁才彻底断奶。所以，无论你愿不愿意孩子完全断奶，有一件事你必须明白，那就是日间哺乳与夜间断奶根本就是两回事。

如何让妈妈平稳度过断奶期?

每个孩子和妈妈都有差异。无论对于小孩还是父母，世间从不存在万能的方法。我能做到的是提供一些妙招，供你总结归纳，汲取精华，制订一个属于你们特有的计划。

你可以从头至尾，仔细阅读下面的内容，择其一二制订计划。执行计划时，请坚持数星期，不要轻易放弃，确保给予足够的时间让孩子逐渐适应。任何改变都不易，更何况孩子对夜间哺乳的依赖更是根深蒂固，所以过程定会一波三折，但只要你坚持到底，就一定能成功。

拿出日历，挑一个从今天算起三十天以后的日子，作上标记，告诉自己这将是见证胜利的日子。这看似微小的举动，却能让你在中途想要放弃时给予你继续前行的力量。

现在，我们开始吧!

第1招 运用“温和移开法”，温和地移开孩子

孩子先在临睡前饱餐一顿，半夜醒来再吃次奶才能安睡，他早就习以为常，并乐此不疲。孩子之所以会这么做，是因为在睡眠阶段的转换间隙醒来时常常感到困惑不安，他强烈需要一剂镇定剂。为了改变他对哺乳的过度依赖，他必须学会如何依靠自己乖乖睡觉。

要想彻底断掉他的念想，头几个星期或一个月，孩子如果频繁夜醒，处理起来会比较艰难。但从长期来看，只要坚持，孩子就能顺利地戒掉夜间哺乳才能安睡的习惯。为了这个重要的计划，你自己的睡眠可能不得不在一段时间里被打断，但一切都是值得的。

首先，你要学会在白天每次为孩子喂奶后，说一句“我们不能再吃咯”。待你轻轻地把孩子移开，整理下你的衣服，再将这句话重复两三次。根据自己的用语习惯、性格以及孩子的年龄，你可以调整说法，如：“好了，迈克，没有奶喝了。”当你希望孩子停止吃奶的时候，这是一句暗示，提示孩子在深夜和凌晨的时候没有奶喝了。

通常，孩子半夜醒来不是因为肚子饿了，而是需要安抚，并且本能地认定只有妈妈的乳汁才能让自己安然睡着。因此，孩子在半夜醒来时，你可以如往常一样哺乳，但是请不要持续到他睡着为止，而是等几分钟后他吮吸的速度开始变慢，感到放松和困倦时，就立即停止。

确保孩子已经吃饱后（他不再有吸吮或吞咽的动作），慢慢移开孩子的方法有：

①用手指轻轻掰开孩子的嘴巴，然后温柔地将乳头抽出。

②快速移开，动作需熟练。如果你坐着哺乳，可以迅速将乳头从孩子的嘴中抽出，转而将他抱在胸前，紧紧地搂着他，慢慢摇晃，辅以轻拍抚摸。

③如果你躺在他的身边，也可快速地结束哺乳：将乳房移走，然后让孩子依偎在你的肚子上，轻轻地按摩，让他放松。

移开孩子后，先别急着用上你的那句结束语！刚开始，孩子会摸不着头脑，还会吵着要吃奶。这时你需要轻轻地用手指推一下他的下巴，让他合上嘴巴，或轻拍他的嘴唇和下巴，使他从吸吮的动作中放松下来，同时适当地把他抱在怀里微微摇晃，这时可以说：“嘘，乖，宝贝睡觉吧。”如果他表现出抵触情绪，就很有可能完全醒过来大哭大闹，为了防止这种情况发生，那就再继续哺乳一会儿，同时重复多次移开孩子的步骤，直到他完全睡着。

至于需要多久才能移开正在吃奶的孩子，要因人而异，一般是10~30秒。如果他还是个婴儿，且已经睡了五个小时以上，他醒来很有可能是因为肚子饿了，这时你可以适当延长哺乳的时间。观察他是否用力吸吮、频繁吞咽，稍等几分钟，直到他速度渐渐放慢再移开，千万不要突然抽离乳房。

这个过程你可能要尝试好几遍，一旦成功，孩子就会接受这个新安排，不含着你的乳头也可以睡觉了。这时，你再轻轻地说那句结束语，帮助孩子在脑海中加强记忆。

当你连续使用这个方法一段时间，你就会发现一切原来可以那么简单，孩子的夜醒也逐渐减少了。这时，你可以每次稍稍提前对孩子说结束语，每次结束时的动作要稳定不变。

随着移开孩子的时间越来越短，有一天他也会主动断奶。在孩子主动断奶前，你必须持之以恒地用这个方法。

起初，你可以这样做：

孩子醒来后，刚开始会很猛力地吃奶。

然后他闭起双眼，速度变慢，

你再慢慢地将乳头从他嘴里抽出。

孩子依旧会张开嘴，等你喂奶，

接着你微微摇晃他，紧紧地抱着他，但都无济于事。

于是你把他翻过身，背贴着你，

你心里默数：一、二、三……十。

（数数很有帮助，它不但让你知道大概花了多少时间，还能使你的情绪得以平静。你可以依着自己和孩子的喜好，选择数数的方式。）

接着，你轻轻地移开孩子，

但他依旧张着嘴靠近你。

你试尽各种方法，但还是不行。

你再次把他翻过身，背贴着你，

心里默数：一、二、三……十。

然后，你慢慢地将乳头从他嘴里抽出。

孩子渐渐产生睡意，但仍不忘动动嘴巴，你轻轻推一下他的下巴，让他合上嘴。

他没有反抗，几乎就要睡去。

接着，你说结束语。

说完后，你把孩子从身边移开，或抱他到自己的床上睡觉，轻轻拍拍他的屁股，给予安抚。

终于，他睡着了。

每天重复以上步骤，直到孩子彻底摆脱对夜间哺乳的依恋，成功睡着。如果他爱白天小睡且脾气还不算太坏，或你打算来个彻底的改变，那么也可以在他白天小睡时利用相同的方法来加以巩固。如果他白天小睡时并不安分，请保持耐心，不要急于求成，否则只会让你们都感到烦躁。白天小睡有利于晚上的睡眠，反过来，晚上睡得好对白天小睡也有帮助，它们彼此相辅相成。因此，只要夜间哺乳的问题顺利解决，再应付白天小睡也为时不晚。甚至只要孩子晚上睡得好，白天小睡的计划照常进行，白天睡不好的问题也会自行消失。（我将在本书的第202页，重点讨论孩子在白天不好好小睡的问题。)

☺ **妈妈累了，偶尔打破计划夜间哺乳，也没有关系**

如果有一天你感到精神萎靡，难以支撑下去，那就不要强迫自己，直接给孩子喂奶吧，让他快快睡着，自己也能睡个好觉，改日再试。偶尔为之并没有关系。除非你设定了最后期限，比如计划在再次怀孕前或重回工作前达成这个目标，不然就放平心态，耐心地一步一步来。毕竟，要让孩子不哭不闹，本就不是一蹴而就的事。你用三十天的时间，慢慢去打破他固有的习惯，总有一天，你会发现孩子夜醒的次数减少了，他再也不会每次醒来后吵着要吃奶了。

除了适时调整和耐心之外，你可以整合书中所提的各种方法，将它们运用到实践中去，让睡眠计划更完整。比如合理地进行睡前活动，让孩子在正确时间就寝，用白噪音、摇篮曲以及舒适的环境予以辅助，这有利于加快改善孩子的睡眠。

第2招 重新调整临睡前安排

通常来讲，你的哄睡方法会影响到孩子夜醒后的表现。在他看来，睡眠和你的陪伴已经建立起直接联系，他希望你能够整晚留在身边。这时，你需要重新调整临睡前的安排，尽量让孩子在睡前和半夜醒来时的情形一致，这样，孩子夜醒后的各种糟糕状况也会逐渐减少。注意，我并没有说这能完全终止夜醒的发生！在本书开头我就强调过，人在夜间醒来是很正常的，尤其在睡眠各个阶段的转换期。**你的目标不是让孩子不要夜醒，而是教会他醒来后，如何靠自己再次睡着。**

我们要纠正的是不让孩子过分依赖哺乳睡觉，针对这点，首先，可以试试温和移开法。

另外可以试着这样稍作变化：晚上临近睡前活动结束时，让孩子静静地躺在床上，此时不要哺乳。你坐在床边，保持与孩子十五厘米的距离，或坐在一旁的椅子上，或站在房门口，这样孩子就不会感到不安而完全醒来。其实，就算孩子已经读一年级，睡前却依旧需要你的陪伴，你也不必因此感到不好意思。哄孩子睡觉可以是一件充满爱意又温暖的事。对大多数父母而言，如果孩子能够整晚安眠，你就无需等到他睡着再离开了。

如果目前你的睡前活动的结尾是哺乳，那么从现在起，请将它从原计划中果断删除，取而代之一些同样可以让孩子感到舒适放松的活动，诸如按摩、拥抱。如果有白噪音、轻柔的音乐或有声读物的陪衬，整个过程会更流畅愉悦。

第3招 喂完奶后，给孩子讲个故事，转移孩子注意力

对稍大些的孩子来讲，断奶的最好方法就是，哺乳完后，给孩子讲个故事。一开始，你可以照常给孩子哺乳，但不要出声。哺乳结束后，让孩子躺在你的身边，在黑暗中给他讲个小故事。如果你讲故事的时候，孩子想要喝水或吸橡皮奶嘴，都没关系，关键是让他躺在你的身边，不要喂奶。

给孩子讲什么样的故事呢？故事的主角就是他自己，所有的孩子对此都欲罢不能。你可以以他一天的活动为蓝本，重新描述他在公园游玩的美妙经历，也可以讲讲明天的新安排。内容可以很魔幻，诸如他建造了一艘大船，准备进行一次海上大冒险，在漫漫无边的海洋中遇见许多有趣的鱼儿，结识了不少朋友。例如：从

前，有一个小男孩名叫科尔顿，他亲手造了一艘大船，准备出海冒险……你无需为自己有限的想象力感到着急，因为孩子往往对某一题材的故事情有独钟，并愿意听上一遍又一遍。

切记，要哺乳完后再讲故事，不要同时进行！你只需重复几次，孩子就会慢慢期待每晚的讲故事时刻。阅读一本书的话，需要在明亮的环境下才能进行，并且集中注意力。相比之下，把在黑暗中讲故事作为睡前活动的收尾就非常利于孩子不思乳汁，快速进入睡眠状态。

第4招 给自己设定一段“停奶”期

如果孩子整晚不时地吵醒你，你不用立刻停止哺乳，而是设定一段“停奶”期。告诉孩子不仅你要睡觉，乳汁也要睡觉，要是他一直吵醒你，你会很不高兴。你希望寻求他的帮助，孩子即便再小，也听得懂你的言外之意。通过透明又友好的交流，孩子就会明白你并非在要求他做什么，而是渴望他的帮助，这样有利于计划顺利进行，彼此都能睡上好觉。

首先，观察孩子夜间醒来的方式。然后，根据你自己的睡眠需求，设定一段“停奶”期，如半夜十二点至清晨六点。如果在这期间，孩子醒来要吃奶，就告诉他没有奶了。可以让爸爸或其他亲人把他抱在怀里微微摇晃，安抚他。

刚开始这么做会很难。可以说是非常难。但只要你坚持下去，没过几天孩子就会明白便不再自找没趣了。随后，你可以逐渐加长“停奶”期，比如前后各加长一小时，之后慢慢加长，直到获得你所满意的效果。

别忘了举一反三，配合书中所学的其他方法一起运用，会事半功倍哦！

第5招 妙用灯光和音乐，教孩子辨别何时可以吃奶

正如上一招一样，合理使用灯光也可以让孩子知道何时可以吃奶，且实践起来更容易。在这之前，你要先教会孩子区分光明和黑暗。你可以带他到浴室，关灯时说“黑了”，开灯时说“亮了”，孩子自然就会明白了。

在孩子睡觉时，要拉上窗帘，避免屋外的灯光照进来（夜灯除外）。临睡前，要向孩子解释清楚你的用意。“灯亮的时候，我才能给你喂奶。灯灭的时候，我们就要睡觉了。”你可以读给孩子听描述白天与黑夜的图画书，让孩子明白灯灭时该睡觉的道理。最好把这一步加入你的睡前计划里。

另外，定好时间播放白噪音或音乐，告诉孩子如果没有白噪音或者音乐声想起，周围很安静，那么就应该睡觉；如果白噪音或者音乐声响起来了，他就可以来找你。你可以这么对他说“乖，晚安。灯亮时你才可以吃奶，灯灭了我们就该睡觉哦”或“我们得等到音乐响起才能吃奶哦”。总之，你要让他明白是时候睡觉了，抱着他，安抚他，拍拍他的背部，轻声耳语，让他逐渐放松。如果他喜欢的话，可以让他吸一个橡皮奶嘴入睡。（放心，这些方法不会使孩子产生依赖。）

记住，在进行上述步骤时，尽量不要用哺乳的姿势。如果之前你是躺在孩子身边喂奶，那么现在你最好坐着哄他；如果之前你是坐在一把固定的椅子上喂奶，那么现在就换一把椅子坐。另外，抱

孩子的姿势也要与哺乳时有所不同。我知道这对你来说有些困难，但为了最后的目标，不要轻易放弃。

有些替代品会帮助孩子暂时放下对乳汁的依赖。在孩子的床边放一杯水，问他想不想喝一点。给孩子一个白天他常吸的奶嘴或牙胶，这些像乳头的替代品也能起到一定的辅助作用。如果白天孩子想要吃奶时你能教会他等个几分钟，那么晚上的睡眠训练也会轻松些。

第6招 选择床以外的地方喂奶

通常，妈妈会在一个特定的地方给孩子喂奶，如在床上。久而久之，孩子就会在脑中形成一个固定的思维模式，将床和吃奶紧紧联系在一起，如果其中任一发生变化，孩子就会觉得不自在。因此，偶尔更换睡前哺乳的地方，有助减少夜间哺乳的发生。

从现在起，选择一个舒适且不同以往的地方给孩子哺乳。你可以移步到客厅的沙发上，但绝不能是你或孩子睡觉的地方。坐在沙发上告诉孩子，这个新地方以后就是喂奶的专属空间，告诉他一些新规矩，说完后再上床睡觉。你可以开着灯陪在他身边，直到他睡着后，再静静离开。你可以依照第80页开始的一些方法，给他讲个小故事，做个按摩，哼一首小曲，让孩子逐渐放松。头两天晚上，孩子多少会有些抵触，但是你也得坚持住，千万别乱了方寸，要是最后回到卧室里给他喂奶，就半途而废了。如果孩子不停地哭闹，你可以把他再抱到沙发上，喂一会儿奶，然后再抱回他的房间。

总而言之，既然下定决心，就不要轻易改变，严格按照新的计划进行。切记，孩子只要半夜醒来，就带他离开房间再喂奶，等他慢慢困倦，再抱回床上。万事开头难，咬牙顶住，不需两个星期，你就会收获大大的回报。

第7招 孩子没有夜醒吃奶，给他准备一些小奖品

对于稍大一些的孩子，你可以用正面奖励法来帮助他改掉旧习惯。不管过去你如何看待奖励孩子这件事，这回你要彻底刷新一下已有的观念。要知道，孩子普遍更乐意接受奖励的教育方式。

具体的做法如下：买20～30个小奖品并将它们一一包装好，放在孩子卧室外，告诉孩子只要他可以乖乖等到天明时再吃奶，就可以得到一个奖品。如果他做到了，第二天清晨你可以为他举办一个“隆重”的颁奖仪式，称赞孩子，让他高高兴兴地拆礼物。等到所有的玩具都一一被拆完，孩子也早在不知不觉中养成了新的好习惯。要是孩子想要更多的奖品，你可以问他是否可以重新将之前的奖品再包装一回，以此满足他的愿望。不出意外的话，孩子多半都会欣然接受你的提议，因为拆礼物的过程比礼物本身更有吸引力！

你也可以适当地进行简化：孩子如果等到天亮后再吃奶，每成功地完成一次，你就在自制的表格上或直接在日历上贴上一张贴纸，收集到5～10个贴纸，他就能赢取一份奖品。

家长真实案例

说实话，起初我对奖励法是持怀疑态度的。我一直努力解决我那三岁孩子夜间哺乳的问题，终于，经过长达六个月的艰苦抗争，我决定一试。最后真是难以置信！她非常喜欢这个方法，每次都能乖乖等到第二天醒来换取奖品！真心感谢你的建议。现在我用同样的方法在教她自己

上厕所，事实证明同样有效啊！

——妈妈琳，孩子秀美三岁

第8招 让家人一起参与进来，帮助你夜间断奶

孤军奋战不如搭个伙伴，如果爱人、亲人愿意助你一臂之力，那一切就会容易得多。首先，让他们做一些简单的工作，诸如抱孩子上床睡午觉，或偶尔共同参与孩子的睡前活动。过一段时间，只要你俩意见一致，他就可以顶替你一两晚，独自一人带孩子完成睡前活动，或者应付孩子的夜醒问题。

一旦丈夫在孩子的睡眠计划中占有一席之地，且心甘情愿地为你这么做，你便可以大胆地放松一下，家里的大小事，都可以试着交给他处理。对大一点的孩子来说，他们尤其珍惜与爸爸独自相处的时光。他们一起玩耍，看电影，吃美食，共同度过无比美妙的夜晚。而你，则可以逍遥自在，偶尔通个电话慰问他们一下就行啦！

如果爸爸还未能加入到你们的睡前活动中，你可以花几天慢慢将他带进来，让孩子看到他的存在。首先，选择白噪音或舒缓的音乐作为整个过程的背景音乐。然后，邀请爸爸坐在旁边——他可以小声说话、哼唱或讲故事，不用过度突出他的存在，点到为止。一两天之后，他可以加入一些肢体动作，诸如轻轻地拍拍孩子，抚摸他，或抓起他的小手。这是多么和谐温暖的画面啊。

睡前活动结束后，你可以喂奶，孩子吃完后，爸爸可以拥抱他，抚他的背部。这时，音乐依旧不要停止。最后，视孩子的需要，你可以留下来陪他一会儿，或者离开。整个过程过了一段时间后，观察爸爸是否可以独自应对了。孩子的性格、你的态度、你们双方的耐心甚至是预先设定的最后期限（例如你即将远行或准备生二胎），都会影响到夜间断奶的快慢。

你与丈夫在夜间断奶计划开始前，做好充分的沟通，无论是夜间断奶期间孩子的睡眠问题还是夜醒问题，都要达成一致。他应该以怎样的方式帮助孩子睡眠？背部按摩、轻轻拍抚还是播放白噪音？孩子要是哭了，你们该怎么办？时刻保持一致反应直接关系到夜间断奶是否成功。否则，你就会在听到孩子哭闹不休，急忙冲进房间时，却发现爸爸在一旁撒手不管，还自以为做得不错！那么，如果面临这种情况，到底应该等到何时，你的“秘密武器”才能登场呢？这个问题的答案也请你们务必事先作好决定。当然，应对这种情况的省心的方法也有，比如你干脆待在另外一个房间，关上门，这样就听不到那边的情况了。放心，最后爸爸总能蹦出一些奇思妙想，搞定一切。

最好的方法是让爸爸决定你何时出现。如果你足够信任他，你大可以直接上床睡觉，告诉他如有需要再叫你。身为八个孩子的父亲，“亲密育儿法”理论的创始人威廉·西尔斯博士曾明确提出：“孩子在父母的臂弯下哭闹和他独自在那儿大声哭喊是两码事。”孩子若在爸爸的怀里几近歇斯底里，而爸爸已面露难色地把你喊来，这时你在一边抱怨他几句，再自己带孩子，也无妨。

持续使用这个方法数个星期，看看有无效果。许多家庭反映开始的几个晚上是最痛苦的，但只要熬过去，孩子就会进步得飞快。不过，偶尔也会出现失灵的时候。例如妈妈在过程中频繁主导，突然换爸爸接手，这会让孩子不知所措，即便他和爸爸的关系再亲密，他们都可能坚持不到五分钟，就一齐大声呼唤你，这不但使他们精疲力竭、心烦意乱，更会阻碍整个计划的正常进行。不过，多数家庭还是能从这个方法中获益颇丰。他们表示，即便有些天因为夜间断奶一家人闹得不可开交，孩子在白天依旧活力满满，心情愉悦。因此，如果你们有足够的耐心，且愿意为之，效果一定会让你倍感惊喜！

制订夜间断奶计划，十天左右就会见效

在读罢前文所提的所有方法后，再配合下文的建议，进行总结归纳，你就可以着手制订一个专属于你们的详细计划，攻克夜间哺乳问题。你可以记下具体的步骤。

依照第99页所示，创作一幅睡眠画报，帮助孩子更形象地理解你的用意以及整个计划，这益于他更好地配合参与，并且能使你们之间的信息透明化，也平添一份乐趣。

粗略计算一下整个计划的耗时，通常，10~14天过后就可以初见成效，在日历本上圈出预期见效的日子，看着它，你一定会因此充满信心，继续下去。如果中途你实在疲惫不堪，可以睡个午觉，养精蓄锐。适时放松心情、调整状态，千万不要强迫你、丈夫或孩子去完成，只要出现任何心理上的厌倦，那就喂奶吧，偶尔这样，不会有什么问题。作为四个孩子的母亲，请允许我再倚老卖老一次——一切终将过去，你现在为之付出的时间不过是你漫长生命中极其微小的一部分。不要因为一次偶尔的放松就此放弃，第二天再接再厉。

家长真实案例

以前，要是我不给孩子喂奶，她就焦躁不安甚至闹脾气，根本睡不着。后来，我们决定，要是她半夜醒来，就让爸爸过去安抚她。刚开始的几个晚上，她一看来的不是妈妈，就非常恼火。但是一个星期之后，她就彻底爱上了爸爸。丈夫告诉我，即便那段时间他睡眠不足，但他和孩子的关系却变得前所未有的亲密。我见证着他们的感情迅速升温。现在，虽然已经过去很久，他们的感情却依旧很好，并且越来越好。

——妈妈迪尔德莉，女儿维奥莱十九个月大

如何与孩子一起睡觉，也不用担心夜间哺乳？

我们非常喜欢和孩子同睡一张床，也并不打算让她一个人睡。但是，唯一的问题是，他整晚经常醒来，要吃奶，导致我严重缺乏睡眠。我们该怎么做才能“相安无事”地一起睡觉呢？

几乎所有家长都告诉过我，没有什么比孩子整晚安静地依偎在身旁睡觉更特别的事了，这是他们感到最幸福快乐的时刻。我和丈夫对此也举双手表示赞同。但是，孩子频繁夜醒的妈妈们却不得不常常忍受睡眠不足的困扰，且因此变得暴躁不安。因为如果睡在一起，孩子根本不可能夜间醒来，不吃奶就乖乖睡觉。孩子天性喜欢如此，不理解你为什么不许他这样做。不过，有些孩子还是可以体谅妈妈的用意，学会即使整晚睡在妈妈身边，也不需要吃奶。如果这是你所向往的结果，下面的内容会对你有益。

方法1 不要孩子一发出声响就喂奶！

自打孩子出生后，许多选择母乳喂养的妈妈都会不自觉地形成强烈的条件反射——只要孩子发出任何声响，甚至是呼吸时轻微的“哧哧”声，她会本能地把乳头塞进孩子的嘴里。这样做的好处是，孩子不会彻底清醒，母子俩也能睡得更好。但是，它也存在坏处。如果长时间这么做，不出一两年，妈妈就会逐渐厌恶没完没了地喂奶。其实，你完全可以不必这么做。有时，当你被吵醒，急急忙忙地跑去看孩子，却发现他其实睡得很香。孩子在睡着时的确会发出各种奇奇怪怪的声音，他们会小声咕哝、打呼噜，还会发出不知所以的哼哼声，也会轻轻呜咽、大哭或大笑，甚至会在梦中发出吃奶的吸吮声。但这些声音并不意味着他们真的需要你喂奶，这不过是处于睡眠阶段交替时的半梦半醒间的正常反应。

所以，你需要区分孩子睡眠时发出的声音和醒来时发出的声音。以后，如果夜间听到他屋内传来声响，你先仔细听一听，再做出正确的判断。多数情况下，孩子会很快继续睡着，这时你会恍然大悟，原来以前孩子根本没有醒，你是在给熟睡中的孩子喂奶啊！所以静观其变，不要冲动行事。

方法2 减少喂奶的次数

刚出生的孩子，你的确应该晚上多多喂奶，这有助于他的生长发育。你甚至会一边哺乳一边睡觉，等到孩子睡着后，他的嘴里还一直含着乳头。但现在，他已经一岁或两岁了，不同于过去吃奶只是为了填饱肚子，乳汁对他而言更像安抚情绪的镇定剂。因此，你完全可以缩短夜间哺乳的时间，教会他独立自主地睡觉。

你可以这么做：在确定孩子半夜醒来之后，可以给他少量地喂奶。你要保持清醒，观察他的反应。等到他的节奏逐渐缓慢下来，你就可以轻轻地移开他，配以按摩和轻拍。（详情参考第144页“温和移开法”）

在移开的时候，你可以将他的手搭在你的胸前或手臂上，许多孩子喜欢与母亲肌肤接触的动作，这让他知道你们彼此亲近，从而感到很安全。

还有一种移开的方法，孩子可能稍稍更不舒适些，比较难以接受，但也不妨一试。你不必一直让孩子靠在你身上，而是让他稍稍往后仰一些，这样孩子要想再吃奶就会来得麻烦一些。通常他会觉得这样太累，就作罢直接睡去了。你也可以让孩子枕在你的肚子上睡，把你的乳房盖得严严实实，增加他吃奶的难度系数。

我就是用这些方法对付小儿子科尔顿的，他很快就放弃了，只好转过身去背对着我，乖乖睡觉。我感到喜出望外，头一回意识到孩子的背部原来是这么惹人喜爱。这或许只有和孩子同睡一张床，并且母乳喂养的妈妈才会有体会吧。科尔顿两岁时才学会吃完奶就离开。后来，他和哥哥大卫睡在一起，他每次吃得差不多了，就会转过身继续睡觉，不吵不闹。而我终于能够回到自己的床上，躺在丈夫身边，舒服地睡上一觉了。

方法3 喂奶后迅速起身离开

我再分享一个简单直接的方法。喂完奶后，就迅速抽身离开。如果孩子此时紧紧抱着你，他会立马清醒过来，再央求你喂奶。有时，他在睡梦中也会本能地这么做。如果他发现没有奶喝，似乎渐渐习惯了，那么你赶快给他一只毛绒玩具，把玩具放在他的身边或脚边（不要贴着脸放），让他感觉到有东西在一旁，刺激他的触感，这样他就会感到心理安慰。

如果孩子的夜醒问题很严重，那你最少要花几个星期才能完全控制住场面。你可以给孩子喂奶，一旦他睡着了，你就立马起身离开，可以是去隔壁的房间或离开五步远，只要别紧挨着他就行，这个方法颇为有效。

最后，我还得提醒一句，只要你们睡在一起，而不是分别睡在各自的房间，你可骗不过那个装有“妈咪雷达”的固执孩子。如果你试尽所有方法，孩子还是频繁夜醒，那你可以问问自已，到底什么对你而言更重要？是和孩子睡在一起，还是只要他踏实地睡个好觉，即使他一个人睡？这个问题我无法替你回答，它也不存在正确或错误的答案。你需要考虑家人，衡量他们的需求，再决定。不过，你决定了让孩子独自睡，只要他睡得足够安稳酣甜，你也可以随时再把他带回到你的床边一起睡觉。

至于如何让孩子学着独自睡觉，后面我会具体展开。（详见第222页）

5.早起的鸟儿：孩子早晨醒太早，怎么办？

我一点也不想要闹铃啊！可是，每天早上不到六点，我的女儿就会下床跑到我的身边。有什么方法能让她睡得久一点吗？还是说她就是喜欢早起，谁也没辙？

诚然，有些孩子天生就是早起的鸟儿，不过这比例也不过10%至15%。还有一小部分的孩子只是偶尔心血来潮早起，而大多数孩子早起都是因为外界的干扰，是能够改变的。

你可以通过如下标准，判断孩子的基因里是否的确存在早起的倾向：

- 主动起床，充满活力，爱和你闲扯；
- 临近午时到下午早些时段，他的精力是最旺盛的；
- 睡眠质量很好；
- 吃过晚饭后就开始昏昏欲睡；
- 晚上睡得早，而且很容易睡着；
- 不管前一天睡得多晚，第二天他还是能很早起床。

如果孩子符合上述表现，他也许真是个难得一见、早早起床的乖孩子。如果你想改变这个情况，那就按照后文我所写的方法做，可能你就能在早晨多一些睡觉的时间哦。

如果孩子并不符合上述特征，那他的早醒习惯纯属是后天造成的，下文也会有解决办法。

首要原因：睡太多啦！

孩子早醒最常见的原因无外乎是孩子睡得足够多了！这种情况的话，再翻看第11页的表格1.2，计算孩子正常所需的睡眠总时。两岁的孩子，每天白天小睡两小时，晚上睡觉若也达标，那他晚上要睡十一个小时。如果他晚上七点上床，那么，不出意外，第二天早上六点他会准时醒（每个人对“早”的定义不同，有些人认为五点起床也不是很早）。

当然，即便孩子的睡眠时间并没有表格中所写的那么多，他也可能真的就是世间鲜有的早起少数派。你不能因为自己昨晚睡得太晚，或由于哄孩子花去太多精力而疲惫不堪，就奢望他早上再多睡一会儿。

解决孩子早醒的方法有二。其一，你可以循序渐进，每天将孩子的睡眠时间往后推延10~15分钟，直至推迟整整一个小时，那么早上他也会相应地晚醒一个小时。仔细阅读过本书第一章的父母就会明白早点睡觉对孩子只会有百利而无一害。有时，即便你调整了睡眠时间，也未能改变他第二天老时间醒来，那你就要不断地试验，直到找到适合彼此的平衡点。

其二，显然你也可以调整自己的睡眠时间，晚上睡得早，第二天自然也会起得早啦。这个方法可比你想象的还要有效哦，这也正好符合早起孩子早上兴奋晚上早睡的自然规律。一旦你和孩子睡眠时间配合得天衣无缝，你们就能享有更长的快乐时光。

其他原因：强光、环境噪音等

如果计算了孩子一天的睡眠时间之后，发现他并不是因为睡得太久而过早起床，那么，我建议你让他早上睡得再久一些。先让我们弄明白孩子过早醒来的各种可能的原因，以及如何避免这些情况的发生，最后我将分享孩子早醒的实际对策。

- **有强光** 日光、街灯以及屋内所有的光源都会影响孩子的正常睡眠，促使他过早起床。
  解决方法：拉上窗帘，保持房间昏暗。

- **环境有噪音** 一些孩子很容易从各种声响中惊醒，诸如车辆行驶的声音、宠物的叫声、下水道的声音或邻居说话的声音等等。
  解决方法：将收音机切换至古典音乐频率或脱口秀节目，尽量调低音量，或者直接播放白噪音来掩盖外界的杂音。你可以预先设置播放时间，比如在孩子醒来的前一个小时开始播放，这样可以减少他受到的干扰（放心，只要音量够低，就不会吵醒孩子）。还有一个更直接的方法，就是把孩子安置到一个相对安静的房间睡觉。

- **孩子尿床或尿急** 或许他的尿布早就湿透了，或许他尿急想上厕所。
  解决方法：孩子在临睡前的一至两个小时内尽量少摄入液体，并多吩咐他去上厕所。你可以为他换上加厚型尿布。如果他已学会自己上厕所，就再教会他如何在夜间醒来后打开过道的夜灯，自己上厕所。他也许都不知道自己竟有这般能耐哦！

· **孩子体感过热或过冷** 被子掉到地上了，加之室温降低，他觉得有点冷。或房间突然变热，让他觉得不适。

解决方法：调整室温，热的话，事先在床边为他放好一台电风扇（保持适当的距离，以防孩子触碰电线）。然后为他换一套合适的睡衣，或换一条不同材质的毛毯。

· **孩子饿了** 肚子咕咕叫，怎能不起床？

解决方法：睡前给他吃低糖、高碳水化合物的点心，并在他的床头柜上准备好一碗小饼干和一杯水。

· **孩子已习惯早起** 长时间的早醒导致他体内的生物钟已逐渐适应。

解决方法：慢慢改变他的白天小睡和夜间睡眠计划，分别调整他的睡觉、起床时间。

· **孩子的白天小睡不合理** 他白天小睡得太早、太晚、次数太多或时间太长。

解决方法：根据第47页的方法，重新安排他的白天小睡计划。

家长真实案例

我在窗边堆了一些纸板用以遮挡光线，每天早上设置闹铃播放古典音乐。塞巴斯蒂安现在可以比以前多睡一个小时了，而且一点也没有影响到他晚上的正常睡眠。

——妈妈坎蒂丝，儿子塞巴斯蒂安三岁

如何能让孩子不再早醒呢？

既然孩子过早起床是出于习惯使然，那么想要改变，就得付出足够的精力和耐心，花上几个星期，才能看到成果。下面这些方法需要结合第一章的内容一起使用。

✓ 翻到第49页，合理运用光线，调节孩子的生物钟。孩子睡前把灯光调暗，睡时关灯，早餐时光线明亮。

✓ 孩子晚上睡觉时一定确保屋内没有光源。拉好窗帘或用纸板隔绝光线。睡前阅读要在昏暗的灯光下进行，然后关灯后再讲个小故事，加速孩子入睡。

✓ 下午或傍晚时安排充分的时间让孩子玩耍。如果不能到户外玩，可以在光线明亮的环境下进行，也可以使用一盏日光灯。

✓ 你可以用小智慧把孩子的卧室改造一番，当孩子醒来的时候，让他误以为是半夜两点。如果窗帘紧闭，屋内昏暗，孩子就可能信以为真，接着睡觉了。

✓ 早醒的孩子通常在他起床后不到一两个小时就紧接着白天小睡了，可是那个时候恰恰应该是他早上起床的正确时间！从现在起，试着将孩子的白天小睡往后推延15～30分钟，慢慢地，比现在的时间晚一至两个小时。两个星期之后，情况就会有所改善。

✓ 你可以试着将早餐时间往后推延三十分钟至一个小时。孩子可能到6点就有些饿了，把早餐延后能让孩子慢慢调整饿的时间，饿得晚了，孩子就不会那么早醒了。当然，如果他实在很饿，等不了那么久，你可以给他吃些小饼干填填肚子。

✓ 每天都坚持让孩子在规定的时间睡觉、起床。不要因为是周末，就打算偷懒蒙混过去，否则之前五天的努力又功亏一篑了。

你按照上面的方法认认真真地都尝试了一遍，可你那活力充沛的小战斗机依旧是雷打不动地早早起床。你开始自我怀疑，告诉自己没准儿这就是他的天性，准备就此缴械。请你相信，仍然有最后的一线希望，继续往下看吧。

✓ 晚上，等到孩子入睡后，你悄悄地在他床边放一箱玩具。定好规则：只要他早上按时醒来，这一整箱玩具就是他的了。时常更替箱中的玩具，这样孩子就不会因为玩具重复而厌倦。同时，要确保玩具的安全性，也要避免选择会发声的玩具。（如果孩子还在睡婴儿床里，你可以把玩具放在床脚下。）

✓ 设置收音机，到点会自动播放音乐。告诉孩子，如果他没有听到音乐响起，就不能起床哦。

✓ 在他的床头柜准备好一小碟饼干和一杯水，这样他饿醒时就有东西吃。

✓ 将孩子最喜欢的音乐、故事刻录在光盘上，并教会他如何使用播放机，这样他醒来时，一按，就能听音乐或故事，倍感放松。

✓ 告诉孩子，他醒来后，可以悄悄地进你的房间，爬上床和你躺在一起。你也可以在你的卧室里专门划出一块让他睡觉的区域，比如在地板上放一只睡袋。或者更有趣一些，用毛毯和小桌做一个堡垒，里面放上一些小玩具或书本，孩子在里面讲不定会感到很安全、很舒服。

✓ 在DVD机里放一张他最喜欢的影片，教按播放按钮。另外，再给他准备一小杯水和一碗即食麦片，当作早餐前的小吃，这样，你可以再妥妥地睡上一个小时。哈哈，这个方法你可别到处声张哦！

✓ 安全！安全第一！必须确保所有的家具、器械已做好儿童防护措施，这样，即便他很早醒来，趁你熟睡时在屋内闲逛，也不至于发生意外。

✓ 模拟练习。一旦计划确定无误，就让孩子预演一遍早上发生的状况。在实践过程中，不断地告诉他你希望他应该如何做，如安静地玩玩具，悄悄地爬上床躺在你的身边，在他的堡垒里玩耍或听他喜欢的音乐等等。

他会因此睡懒觉吗？很不幸地告诉你，会！除非他已经到了上学的年纪必须要求六点起床，不然，孩子都会慢慢地喜欢赖床。事实证明，随着年龄不断增长，许多孩子会步入“夜猫子阶段”——睡得晚，起得也晚。真相很残酷吧？

6.磨牙：整晚磨啊磨，会不会对牙齿有害?

我女儿四岁了，她现在和我们一块睡。但她会时不时地磨牙，那声音说实话挺烦人的，我总是会被她吵醒。她为什么会磨牙呢?难道不疼吗?有什么方法不让她磨牙吗?

在你看来，孩子晚上磨牙的声音听起来有些恐怖，但这在医学上是正常现象。几乎有三分之一的孩子睡觉时都会磨牙，其中多为五岁以下的儿童。

磨牙的症状有哪些?

多数情况下，你们会清晰地听到孩子夜间的磨牙声。还有一些症状比较隐蔽，诸如下巴肿痛、牙齿松动、牙齿敏感或早晨头痛。大一些的孩子会直接表现出来，婴幼儿就需要你仔细观察才能发觉。另外，一些孩子如果喜欢吸手指、咬指甲或咬口腔两侧的皮，那么他们夜间磨牙的概率也会比较大。

为什么会磨牙?

至今，我们也没有找到一个确切的理由来解释这个现象，不过，有些关于磨牙缘由的大致理论可供参考：

1. 孩子如果正在长牙，就会不自觉地磨牙。由于上下两排牙齿不齐，而使孩子不断地去舔舐、摩擦，激发他予以矫正的冲动。
2. 一些已有的睡眠障碍会引发磨牙，比如打鼾、睡眠呼吸暂停综合征等。
3. 脱水也是一项诱因。一些研究证明，孩子若喝水不够——注意不是牛奶、果汁、苏打水，那么他更容易夜间磨牙。
4. 孩子若患有食物过敏、营养不良或肠胃道疾病，如蛲虫，都会引发夜间磨牙。
5. 孩子若在夜间产生生理上的疼痛，如牙疼、耳朵疼，就会本能地通过磨牙来缓解疼痛感。
6. 缺少维生素B及钙质的孩子更易磨牙。这时要增加孩子一日三餐的营养摄入，大量补充维生素，就能有效改善状况。
7. 孩子的心理压力及紧张情绪会引起夜间磨牙。这并不说明孩子的压力过大，而只是他处理情绪的一个独特方式而已。一些突发状况，诸如日托班上发生的某件事、弟弟妹妹的诞生、刚搬到新家或父母离异，都会引起他的不安和焦虑。

有时，你可以依照这些因素来分辨孩子磨牙的真实原因，但也会有无所适从的时候。不论你是否确定是哪些原因造成的，我们总有办法可以适当减少他夜间磨牙的发生。

如何减少孩子的夜间磨牙？

孩子本身并不知道自己晚上会磨牙，所以你大可不必与他谈论起这件事，否则反而会增加他的心理压力，更难矫正。我所提供的这些方法操作简单，你可以尝试几个，看看效果。

方法1 临睡前，给他泡个热水澡、放一些柔和舒缓的音乐、轻轻地为他读一本小书、给他做一个按摩，让他彻底放松，缓解压力。

方法2 如果你被他的磨牙声吵醒，你可以轻轻抚摸他的下巴。这样做并不能完全解决问题，但可以让他暂时停止。注意动作的轻柔，不要叫醒他，那样会打断他的睡眠周期循环。

方法3 如果他还伴有感染症状、耳疾或其他生理疾病，直接带他去医院就诊，使用药物治疗。

方法4 教孩子自己放松身体，半夜醒来后，让他使用第78页上的技巧，来帮助自己入眠。

方法5 观察孩子的日常生活，减少他的心理负担。如果他对于弟弟妹妹的诞生显得焦躁不安，你可以试着给他读一些关于这方面的书籍，一起为弟弟妹妹购置婴儿玩具。你还可以就这个问题正面和他沟通，解决他的困扰。

磨牙对孩子有无伤害?

通常而言，磨牙并不会造成生理伤害。不过，以防万一，孩子如果频繁磨牙，你可以定期去咨询专业人士的建议，他们会告诉你这是否已对他的牙齿和下颚造成损伤，孩子的牙齿表面有无过度磨损现象、颞颌关节有无紊乱以及牙齿排列是否不整齐等。他们会要求孩子一年定期前来检查几次，观察他的牙齿生长情况。不过，一般来说，孩子的牙齿不会因为磨牙导致什么大问题。

如果经牙医的确诊，孩子的牙齿的确存在问题，那他就需要接受正规的矫正治疗。年龄稍大一点的孩子可能需要在睡觉时佩戴专门定制的咬合板，类似专业运动员训练时佩戴的那种。但注意，有些咬合板并不一定适合孩子使用，戴上后会因为太松而脱落，孩子会不慎噎住。因此，务必遵循牙医的指导，切勿擅自购买。

磨牙一般会持续多久?

磨牙一般会持续多久？这个问题并无标准答案，只能说多数孩子会在乳牙长齐后就不再磨牙了，待到换牙期，恒牙长出后，情况会有更多好转。但也存在例外。还有一些孩子会继续磨牙，一些本来不磨牙的孩子上学后却开始磨牙。研究表明，几乎90%的人会在某一阶段有磨牙的困扰，其中5%的成年人情况严重到需要接受矫正治疗。

7.噩梦、夜惊："妈妈，我怕！"

在托儿所里，大人们会常常聚在一起讨论，我惊讶地发现几乎所有的孩子都会做噩梦，一些孩子甚至更为频繁。我想知道他们为什么会做噩梦，该如何解决这个难题呢？

我一直很赞成父母们之间能够保持友好的交流，分享各自育儿心得，互帮互助。正如上述这位家长所言，所有孩子都会做噩梦。做梦时，大脑会回忆一天所发生的事情，重新调整情绪。相对于成年人，儿童做梦的时间更长，这也就意味着他们更容易做梦，无论是美梦还是噩梦。孩子的梦境反映了他们的现实生活的节奏快慢，孩子们在梦中充分发挥他们的想象力和创造力，它是超越现实生活，是夸大后的样子。孩子做噩梦并非异常现象，尤其在三岁到六岁之间，会到达一个高发期。

孩子做噩梦了怎么办？

所有人都会做梦，而梦也分好、中、坏三等。如果孩子做梦时会突然醒来，刚醒来时，会清楚记得梦中发生的细节，并且沉浸在恐惧、焦虑的情绪中，那这就是所谓的噩梦。

成年人如果做了一场噩梦，在黑暗中独自醒来，不管梦中场景如何真实，那至少我们知道那只是一场梦。**可孩子不同，他们并不能清楚地分辨生活与梦境、真实与虚幻之间的区别**。通常他们从噩梦中惊醒后，内心会感到极度不安。你如果安慰他们说“没事，你只是在做梦”，他们恐怕也难以理解，毕竟年龄太小了。何况许多孩子都深信世上的确存在牙仙子、圣诞老人和芝麻街大鸟。因此，你只有设身处地、感同身受，站在他们的立场安慰他们，他们才会逐渐安心。

孩子从噩梦中惊醒，你该这么做：

1. 和他在任何时候遭遇困境时一样，你要第一时间出现在他的身边，给予安慰。这是最最重要的！
2. 一直陪在他的身边，直到他平复情绪，昏昏欲睡时再离开。如果他不愿你离开，那就再多陪一会儿，等到他完全睡着后再走。
3. 你要保持冷静。你的处变不惊会让孩子明白做噩梦很正常，无需慌张。
4. 确保孩子一切安稳后再接着睡觉。

要和孩子一起同睡吗？

毫无疑问，目前看来，最简单的方法就是把孩子抱到你的床边，和你一起睡觉，或者放一张床垫在他的床边，陪他睡觉。你或许会庆幸自己找到了这个简单易行的解决方案。

不过，简单并不代表正确。你得说服家里人无异议、并且不会影响睡眠计划的正常进行后，再作决定。如果你不乐意孩子和你一起睡觉，或你正计划教他独自睡觉，我建议你最好不要在孩子惊醒后，让他和你一起睡。很有可能，孩子会为了和你一起睡便从此一躺下后便开始频繁地“做噩梦”。你要知道这并不可能，因为人们通常只会在后半夜或凌晨时才做噩梦。孩子显然只是想诱骗你一起睡觉而已。

使用别的方法同样可以安慰他，比如静静坐在他的身边，抱着他坐在摇椅里，给他盖上一条温暖的毛毯，听一些舒缓的音乐，打开夜灯，或给他一件玩具玩。

孩子做噩梦后，要和他讨论梦的内容吗？

孩子做噩梦后，你不必主动提起，让孩子自己来找你，与你交流他所做的噩梦。通常，到了早上，他并不一定会记得梦中的细节，就算记得，也不会回忆起太多。如果他提起这件事并愿意告诉你，那你洗耳恭听即可，即便这是一个虎头蛇尾、不知所云的故事。但是，就算故事无聊，你也得表现出浓厚的兴趣，分享自己的观点，再给噩梦改编一段美好的结局。梦的主体内容，一般无外乎有怪兽、恶魔，引导孩子给故事改头换面吧，比如，最后怪兽逃跑了，或者他和怪兽成为了好朋友。如果孩子对这方法乐此不疲，你甚至可以让他画下来，画完后，揉成团扔掉。或者，让他再画一个故事的新结尾。用画画的方式可以很好地释放孩子内心的恐惧，还能减少日后噩梦的发生。

什么是夜惊?

夜惊不同于噩梦，无论在白天小睡时还是夜间睡眠时，夜惊都会发生。只要你曾亲眼目睹孩子夜惊的表现，你就知道那有多恐怖了。他会突然惊醒，歇斯底里地大叫或号啕大哭；他双眼直瞪着，瞳孔变大，但却并没有聚焦；他会呼吸加速、剧烈抽搐、胡言乱语或莫名其妙地尖叫；他盗汗不止，脸颊通红，心跳加速；他甚至会跳下床，在屋内乱跑，就像有人在追赶他。

事实上，孩子并未感到害怕，也没有清醒或者做梦。相反，他仍处于睡眠中，只是在两个睡眠循环周期中突然卡住，不能正常继续。一旦夜惊结束，他就会接着睡觉。孩子并不会意识到自己夜惊，也不会在早上记得昨晚所发生的事情。可见，所谓夜惊，“受惊”的不是孩子，而是大人。

现在，你可以放下心中的担忧了，虽然面对孩子的夜惊，你仍有些不知所措，但至少可以放心，这不是什么多糟糕的事，孩子并不会就此醒来。

孩子夜惊，妈妈怎么办?

这正是困难所在。父母的本能是把夜惊的孩子抱在怀里，安慰他。但事实上，他对你的行为根本毫无意识，而且还会失控地把你推开，吓你一跳，让情况变得越糟。面对如此混乱的场面，你可以转而试着轻抚他，细声细语地说些“宝贝乖”之类的话，但这都只不过是你在自我安慰，实则没什么效果。

如果孩子跳下床，你可以将他带回去。如果他突然起身坐起来，你可以让他慢慢地躺下。不要叫醒他，否则只会拖延整个过程。

总而言之，你应该做的仅仅是注意他的安全，防止他摔下床、从楼梯上滚下或撞上坚硬的家具。把他带回床上，耐心地等待着一切结束，恢复平静。

孩子夜惊后，要告诉他吗?

既然孩子在无意识下夜惊，并且毫无记忆，那么就没必要告诉他这件事。告诉他反而会使他沮丧，让他渐渐抵触睡眠。

如果平日里由老人或保姆负责照看孩子的睡眠，或者孩子有兄弟姐妹，你需要提前告知他们孩子会夜惊，让他们有心理准备，这样不至于他们在真的发生时慌了阵脚。诚实告知孩子的情况，分享你的经验。所有这些工作，请在孩子不知晓的情况下完成，因为任何只言片语，都会在他敏感的小心灵里滋生出不必要的胡思乱想，使他变得心神不定。

如何区别不好的梦、噩梦和夜惊?

下面这张表格会告诉你如何区别这三者。

	不好的梦	噩梦	夜惊
何时发生?	快速眼动睡眠中的各个时段	任何时间段都有可能发生，但多集中发生在后半夜或凌晨	刚入睡后的前几个小时
在睡眠中的哪个阶段发生?	快速眼动睡眠期	快速眼动睡眠期	非快速眼动睡眠期
孩子发生的概率是多少?	100%	80%～90%	6%～15%
哪个年龄段的孩子最易发生?	各个年龄段。事实上，孩子早在妈妈的肚子里时就已经会做梦了。	各个年龄段。（部分专家认为孩子一岁后会开始做噩梦，另外也有人认为是出生后的几个星期会做噩梦了。）	通常发生在3～12岁之间，也有极其少数的情况，6个月就会夜惊。（只有不到1%的成年人会夜惊）
会遗传吗?	未知	不会	会

	不好的梦	噩梦	夜惊
孩子的具体表现有哪些?	一般情况下，你无从分辨出孩子是否在做一个不好的梦，因为它发生在正常睡眠过程中。有时，孩子会做怪相、轻轻呻吟或转动身体，但并不会醒来。	孩子会突然醒来，惊恐万分，有时还会大哭。	孩子睁大双眼，但仍处于睡眠状态。他会大哭大叫，呼吸急促，突然坐起或跳下床。
在你安慰他时，他会如何反应?	他仍然处于睡眠状态，因此并不知道你在身边。	他会主动叫你，希望你紧紧抱住他，安抚他的情绪，等到一切安然后，逐渐恢复平静。	他会推开你，产生抵触情绪，行为举止非常怪异。
整个过程会持续多久?	快速眼动睡眠通常会持续5~45分钟。	噩梦往往很短暂，但是之后的安抚会花费不少的时间。	夜惊一般持续时间很短，但最多时能长达30分钟。
孩子要过多久以何种方式再次入睡?	孩子如果做梦时醒来，不需多久，就可以很快睡着。	孩子要等到恐惧全无时才能安心睡觉，并且非常需要你的陪伴。	只要夜惊结束，孩子就会接着睡觉。

	不好的梦	噩梦	夜惊
孩子会记得所发生的事吗?	孩子偶尔会记得部分情节。	孩子会频繁回忆起梦的内容，以及做梦时的感觉。	多数时候，孩子毫无印象。

如何预防孩子做噩梦、夜惊?

从某种意义上来说，你不可能完全制止孩子做噩梦或夜惊。不过，我们依旧可以通过以下小方法来适度减少它的发生频率和严重程度。再退一步讲，如果最终也并未达到这两个目标，至少你也因此学会了应该以何种态度去面对它。

方法1 仔细留意孩子一天当中所看的电影、电视节目，尽量避免让他观看过于刺激性的画面。如果他在房间里，客厅内的电视机也最好不要播放此类场景。虽说有一些专门为孩子制作的卡通和电视节目，但其中也不乏一些暴力场景。因此，一定要小心再小心，不让孩子接触这些容易引起他内心恐惧的节目。你看着觉得津津有味的内容，没准儿在孩子眼里，它和恐怖片没什么区别。所以，你在看电视或电影的时候，可以观察下孩子的反应，并时时做出妥善的回应，正确地予以处理。

方法2 检查孩子所阅读的书籍，确保其中没有不适宜的故事、插图。所谓不适宜，即指孩子不会因此产生恐惧、不安的心理。例如，许多孩子害怕小丑、巨人、长着一张人脸的娃娃或违背现实、扭曲的东西。

方法3 过度劳累、缺乏睡眠，也会容易在晚上做噩梦、夜惊。记住，孩子若有任意一种睡眠问题，你应该做的第一步就是看他是否没睡够，根据第11页的表格内容，予以判断和纠正。仔细重读第一章节中的各种方法，汇总整理，将其运用到你的睡眠计划中。

方法4 睡眠时间不固定也会造成孩子做噩梦、夜惊，所以要确保孩子每晚准时上床就寝，这有助于减少这些问题的发生。

方法5 睡前活动不可少，整个过程的节奏要舒缓平和，让孩子彻底放松，内心愉悦并充满安全感。

方法6 如果孩子生病需要服药治疗，请咨询专业医疗人员，确保药物不会产生副作用。孩子如患有特殊疾病，长期接受治疗，那通常他会比同龄人更容易做噩梦、夜惊。你最好寻求医生的帮助，或与相同情况的父母们交流，分享经验。

方法7 睡前吃得越饱，孩子做噩梦、夜惊的可能性也越大。孩子应尽早进食晚餐，如果在晚些时候饿了，可以在睡前的一至两个小时前适量吃一些小点心。

方法8 孩子半夜尿急，会引起噩梦与夜惊。一定要让他在睡前的最后一刻上厕所，即便他刚刚去过，也请让他再去一次，以防万一。除此以外，生活中的一些变化也会使情况恶化。父母的离婚、搬新家、弟弟妹妹的诞生、亲人的去世、宠物的离去，所有的生活中的变化都有可能成为噩梦的催化剂。你要先找出具体问题在哪里，再找解决方法，给孩子充分的安全感，就能抵御噩梦的侵袭。

方法9 在孩子的卧室内或门背后，挂上一些积极正面的标语，诸如“唯有好梦，伴你左右”“再见噩梦”，配上令人愉悦的图片，可以有效地缓解他内心的恐惧。

方法10 床头或窗前的捕梦网能够给孩子带去一丝心理安慰。古老的印第安人用藤条、彩珠及羽毛制作成捕梦网，相信它能够为孩子捕捉好梦，阻挡噩梦。

方法11 鉴于孩子对梦中所发生的一切感到疑惑不解，不知道它们是否存在，你可以这么教他分辨现实与梦境。白天，给他放一些电影中的片段，认真地和他讨论其中的人物、故事是否真实。告诉他，在你讲故事给他听的时候，他可以用大脑去构想一幅“画面”，而这和他做梦时是一样的。面对稍大一点的孩子，你可以直接和他一起改编梦境，给噩梦添一个美好的结局。

要寻求专业帮助吗?

只要你对孩子的睡眠问题举棋不定，都可以去寻求专业人士的帮助。他们会教你使用非药物治疗的正确方法，减少孩子噩梦、夜惊的发生。

发生如下状况时，请积极与专业人士沟通：

- 孩子频繁、剧烈地做噩梦；
- 孩子夜惊的次数高达一周三次以上；
- 孩子害怕噩梦的程度已到了不敢睡觉的地步；
- 孩子在做噩梦、夜惊时会不断行走、奔跑，常常置自己于危险之中；
- 你对书中的内容有所疑问，或直觉告诉你哪里不对劲；
- 你试尽了书中所有的方法，但仍无济于事。

8.半夜找妈妈：喜欢赖在父母身边，怎么办？

我那四岁的儿子很容易睡着，但每晚一到凌晨两点，我们便会听到过道上他的脚步声。很快，他就会爬到我们的床上，硬要和我们挤在一块睡。我们当然不反对孩子如此依赖我们，但是这感觉总有点怪怪的。我的公婆都说，孩子那么大了，必须学会在自己的床上睡觉。其实，我并不介意他偶尔如此。但是，只要我们哪天不让他和我们一起睡，他就会非常难过，最后，我不得不陪他睡在他的小床上。我们到底该怎么办？

这个问题和大多数育儿问题一样——因人而异，不存在正确答案。不过，我仍会尽力帮你理清思绪，找到一个适合你们的方法。首先，你可以感到安慰，你不是唯一有这个困扰的父母。孩子非常需要安全感，本能地会在半夜里寻找爸爸妈妈，只有他信任你、爱你，他才会这么做。你抱着他，给他安慰，陪他睡觉，这些都无可厚非。此前，育儿中心网（parentcenter.com）进行了一项调查："你如何应对孩子半夜来访的问题（针对2~8岁的儿童）？"最后收集到的12586条回答再一次证明了问题的普遍性。41%的父母表示："我会允许他爬上我们的床。"4%的父母回应道："我会让他睡在我们床边的睡袋里。"13%的父母说："我会带他回自己的房间，陪着他，直到他睡着为止再离开。"还有26%的父母则称："视具体情况而定。"

由此可见，无论是孩子半夜来找你，还是你出于心疼将他搂入怀里一起睡觉，都是再正常不过的事了，你不必因此感到焦虑。

你可以使用许多方法帮助孩子自己入睡，不来找你。不过，在这之前，你得充分了解目前孩子的状况。下面这些问题，请你花上一天好好地思考一下，并与家人共同商量。

1. 你、爱人和孩子平时都睡得好吗？
2. 如果没有人在乎你为孩子做的事，你还是会感到快乐吗？
3. 如果从现在开始，你要一直持续进行六个月甚至一年的改变，你还会愿意这么做吗？
4. 孩子半夜的来访会影响到你们之间的亲密关系吗？你会花时间与精力与他培养感情吗？
5. 如果你是一位单亲家长，孩子对你的依赖，希望你一直陪着他睡觉这件事有没有影响到你一天的正常安排？
6. 你决定做出改变的初衷是为了家庭能够更和睦健康，还是只是为了应付亲人、朋友的叮嘱？
7. 你是否越来越不喜欢孩子半夜突然找你，却苦于不知如何改善这个现象？
8. 如果孩子终于可以独自乖乖睡觉到天亮，你是感到喜出望外、开心，还是有一点难过、很难过或失望透顶？
9. 孩子的半夜来访最让你心烦意乱的是什么？是你自己不能好好睡个安稳觉？是害怕别人的介意？还是你打算怀孕或已经怀孕，不想让床很挤？
10. 孩子为什么半夜来找你？是仅仅出于习惯吗？还是他感到害怕？做噩梦了？有分离焦虑症？尿床了？过敏？长牙？

胃食道逆流症？还是别的可能？（本书其他章节中都有相应问题的解决方法，请仔细阅读并运用到你的睡眠计划中。）

好好思考上述问题，坦然面对自己内心真实的想法。通常，前期的心理准备不够充分、目标不明确、方法没有针对性，都会影响你的情绪，让你坐卧不宁、思路混乱。待你把问题都想清楚后，综合配偶的意见，再拟定你们的共同目标是下面哪种：

☐ 我们会持续___个月，努力改变，不会犹豫，也不会后悔。之后，我们会再根据孩子的状况做出新的调整。

☐ 我们不会心急火燎地改变。我们会循序渐进，用心花上___个月的时间，慢慢教会他乖乖睡觉，半夜不下床。

☐ 我们现在就想改变，越快越好。我们会严格按照计划进行。

决定让孩子一个人睡觉之后，就不要反悔

如果从孩子刚出生起，你就每夜紧紧拥他入怀，和他共睡一张床，我敢保证现在即便你下定决心拒绝他，但内心依旧会因曾经这段宝贵的相处时刻，充满不舍。但既然决心已定，你就一定要时刻注意自己的情绪，不要像下面这些测试家庭一样，犯了不该犯的错误。（出于隐私考虑，文中人名一概使用化名）

案例1 莎朗在回信中写道，在他们认真执行睡眠计划后，女儿凯拉终于学会在自己的床上睡觉了。“她已经连续一个星期乖乖睡

觉了，我们高兴坏了！今晚，正当她准备上床睡觉时，丈夫临时决定奖励她，把她留在我们的房间。结果可想而知，我们又回到了原点。”

案例2 对莫妮卡来说，丈夫弗兰克无疑是罪魁祸首。“我们进展得很缓慢，但总算还是有点起色。我们的计划是赶在第二个孩子出生前，让托马斯学会在自己的床上睡觉。现在，他每隔两三天会睡在自己的床上。但是，我才发现每天早上弗兰克都会叫醒儿子，不断地搂抱他，告诉他自己多么希望能够在夜间抱着他睡觉。他会说：‘是谁整晚离不开爸爸呀？你喜欢爸爸抱抱吗？’弗兰克这么做，只会让托马斯更加渴望和我们一起睡！”

案例3 女儿格蕾丝刚刚开始减少半夜找妈妈的次数，没过一个星期，玛丽莎就在回信中告诉我：“我真不敢相信自己做了什么！昨晚，我难得醒得很早，突然意识到格蕾丝已经很久没和我一起睡了。我有点想念她在我身边的感觉，便偷偷走到她的床边，躺下来陪她一起睡。不出所料，今天她又要我陪她睡了！我犯了一个低级错误！我该怎么办？”

我把这些真实案例告诉了一个朋友，她的儿子14岁了。她听完后，仰天大笑：“你有所不知，我的儿子直到12岁，他的床都只是我们房间里的一只睡袋而已。后来，我们一同出去旅行了一个月，回到家后，他就再也不和我们睡在一屋里了。有一天，我那位自称‘纯爷们’的丈夫对儿子说：‘纳森，今晚在我们屋里安营扎寨不？’我颇为吃惊，瞪大着双眼看着他，他耸耸肩，略显羞怯地回答道：‘我想他了。’”

听完我朋友的故事，你们是怎样想的呢？你们无法想象孩子和你们同睡好几年吗？还是你无比羡慕其他一大家子的相亲相爱？好吧，我只能说没有正确答案。你们的每一个回应都是合乎情理的。如果上述案例引起了你的共鸣，或似曾相识，那我建议你选一天，思考下自己和家人的需求，再决定要不要让孩子一个人睡。当然，你的态度也不应该非黑即白，也就是说，**你没有必要100%完全拒绝孩子的要求**，你可以用一个中和的方案。例如，早上醒来后，你们互相拥抱；或孩子被噩梦惊醒后，陪他一起睡觉安慰他；或在周末一家人办一个睡衣派对，彻底放松一回。

如何让孩子学会一个人睡觉呢？

现在，如果你已打定主意松开孩子紧紧缠绕着你的小胳膊小腿，让他回到自己的床上睡觉，那就请相信我，你完全可以做到。年龄、时间、情况均不受限制，只要你准备好，那就可以开始了。孩子需要安全感，他深爱着你，而这份感情并不会因为你细心、温和的改变方法而发生一丁点的变化。

让孩子整晚睡在自己的床上并不难，方法也有很多，我将一一详细介绍。鉴于每个个体不同，你只需选择最适合你们的两三条就好，关键在于付诸实践。记住，5~10岁的孩子最易满足于现状而不愿改变，因此，如果你不想看到他们哭闹、与你争吵，那就先摆正心态，不要急于求成。耐心点，慢慢来，过不了几个星期（依你的目标而定），你自然就会看到惊人的成果。

孩子的性格和你的态度决定了整个改变时间的长短。通常，这个过程呈曲线形前进，孩子会先独自乖乖地睡上一晚，之后两天又半夜来到你的床边，可紧接着两三天又不再出现，很快，一个星期后，他就再也不会半夜找你了。如果你没有设定最后期限，那就随遇而安，让其自然发生。如果你另有安排，期待尽快见效，那你就更需要始终如一地实行计划。

下面我所列出的方法，经过了许多家庭的亲身实践，证明确实有效。你可以选择其中一些，或将某些要点综合起来，制作一个专属于孩子的方案，耐心地引导他。

方法1 在你的卧室为孩子准备一个睡眠区

如果你并不介意孩子进你的房间，只求他半夜不要爬上你的床就好，那么我建议你为他在你的房间里专门准备一个睡眠区。你可以简单地在地上铺上一张床垫、一条毛毯，也可以稍花一些工夫，用被单裹在小矮桌上装成一个洞穴，再在里面放上一个睡袋和一只枕头。

一旦他的专属空间完成后，白天你就将他引至那里，高兴地向他做一番介绍。你要告诉他，他已经是个大孩子了，可以自行选择在他的床上还是那个你给他准备的睡眠区。（比起直接要求孩子怎么做，让他自己选择怎么做更有效哦！）叮嘱他来到你的房间后，必须一声不响，直接睡到专属空间。记得重复预演多遍，临睡前再练习最后一遍，有助加强他的记忆，不然，他依旧会由着自己性子来。

万一半夜他还是爬上了你的床，你就将他抱至他的小地盘，提醒他那里才是他应该睡觉的地方。刚开始，你可以陪在他的身边，直到他睡着为止。这可以帮助他更快熟悉整个过程。经过多次训练后，他就会步入下一阶段，学会在自己的床上睡觉了。

方法2 在早晨拥抱孩子，弥补夜间他一个人睡

早晨，给孩子一个充满爱意的拥抱，就能有效改善半夜来访的问题。这个方法让父母们既可以睡上一个好觉，又不必完全拒绝孩子的撒娇。

根据孩子的年龄和理解力，你可以给他一些小提示，明确何时可以来找你。例如，告诉他“等到外面天亮了”再来找你，或设定自动播放的音乐、白噪音：“如果音乐响了，你才能来我的床边。如果没有，那就得好好睡觉，等到音乐响了再来哦。”还有一个有趣的方法：在你的房门上挂上一张照片，正面是熟睡中的人，反面是清醒的人（你可以从杂志上直接裁剪下来，也可以用你的真实自拍）。当你准备就寝时，就把睡觉的那一面放在外面。同理，早上醒来后再翻转到另外一面。

方法3 工作日和孩子分开睡，周末一起睡

首先，你要让孩子明白你希望他整晚乖乖睡在自己的房间。如果周一至周五他能做到这点，那么等到周末就给他一个奖励，比如你们可以一起睡。准备一本日历和一些贴纸，只要他做到一次，就在那天用贴纸做上标记，周末用其他特殊的记号区分开。

这个方法也因人而异，有些孩子只要和爸妈分开几晚就无比难受，而有些孩子则特别热衷这个方法，他们喜欢周末在爸爸妈妈的

大床上尽情撒欢。如果你的宝贝正是如此，那不妨一试哦。

如果在过程中，孩子仍会在工作日不时地半夜来访，请让他回到自己的房间哦。我会在下文分享具体的方法。

方法4 把孩子开始独自睡觉的那天定为“成长日”

你可以在孩子在他自己卧室睡觉的那一天做些文章，赋予它特殊纪念的意义，诸如恰好是他的生日，或杜撰一个“成长日”。为这个重要的日子做好准备，重新布置房间，换上新的被单、床罩，在墙上贴上充满正能量的照片、画报，在天花板上挂上会发夜光的小星星。（不过也不要过分改造屋内的布局，不然，孩子会感到陌生而不愿意睡觉。）

提前几个月开始准备，不断地鼓励孩子，告诉他等到那天他就会成为一个大男孩或大姑娘了。总之，让他整晚睡在自己的床上成为一桩里程碑事件。等到那天来临，给孩子在“新房间”内照一张相，另外，蛋糕、小礼物可不能少，礼物可以是与睡眠相关的一本新书或毛绒玩具。那天之后，就默默祈祷一切就此改变吧！如果他还是会半夜来你的房间，那就试试下面这个方法。

方法5 运用“橡皮筋回弹法”

如果你打算一两个星期内就此摆脱半夜被吵醒的困扰，并且有足够的耐心和恒心，那么你可以试试这个方法。

晚上，在睡前活动开始前，简单地向孩子解释一下，你为何希望他睡在他自己的床上。你可以这样说：“你半夜来我的房间会把我吵醒，我会很生气。”刚开始，你的一切行为都要非常平和、轻松，不要太急躁，一直到他在自己的床上睡着。

“橡皮筋回弹法”就是只要他半夜来找你，请耐心地轻轻地把他抱回床上。亲吻他，拥抱他，抚摸他的背部，陪在他的身边，直到他睡着为止再离开。其间你不要说太多话，不要开灯，每隔一会儿可以重复说一些哄睡的话：“宝贝，该睡觉咯。妈妈爱你。乖乖睡在自己的床上，做个好梦。”

头几个晚上，你要重复这个过程十来次，但是只要你坚持下去，很快孩子就不再会半夜来找你。记住，冷静、耐心、关爱，三者缺一不可。

方法6 教孩子建立新的睡眠联想

仔细观察孩子睡眠的整个过程。他是如何睡着的？在第一章中，我曾详细介绍过两个概念——睡眠联想和睡眠阶段间的短暂交替。如果孩子在你的怀里睡着，可是在睡眠阶段交替时醒来时发现你不在，很有可能你会成为他的睡眠联想。只要他学会如何自己睡着，他也能够学会半夜不来找你。翻到第106页，你会找到相应的解决方法。

方法7 如果孩子能够独立睡觉了，用礼物奖励他

我曾做过睡眠调查，得出的一个结论是大多数孩子在有奖品的前提下，都会非常主动地配合做出改变（这点其实不难理解，如果你是孩子，我想你也会这么做吧）。具体有如下几种方法可以让孩子半夜不再来访：

我来介绍一个最普遍的方法，你只需日历和贴纸就能完成。买

一本日历，将它挂在墙上孩子能够得着的地方，只要孩子做到整晚睡在自己的床上不来找你，就奖励他一张贴纸，让他贴在对应的日期上。最好准备两种不同的贴纸，如果他成功完成一次，就给他又大又特别的一种。反之，如果他尽力而为，但还是有些小瑕疵，就给他稍微小一点的贴纸，同样予以鼓励。

孩子集齐特定数量的贴纸后，就能换回一份奖品。这个贴纸的数量不能太多，不然孩子会因漫长的等待而失去兴趣。刚开始，可以是从三张起兑换，慢慢地递增到十张。奖品不限，带他出去吃一顿冰淇淋，一只梦寐以求的玩具或其他特殊待遇，都能让孩子高兴半天。

除此以外，“奖品链”也不失为一个好方法。孩子的各种问题，不管是睡眠问题还是坐便训练都可以用这个方法来解决。买二三十份小奖品，可以是小塑料玩具、一幅卡片、玩具珠宝、一盒蜡笔、漂亮的贴纸。用鲜艳的包装纸一一将礼物包装好，在他的卧室门外依次排开，告诉他只要能够在自己的床上睡觉直到天亮，他就可以获取其中任何一个奖品。

每晚临睡前和孩子清点下玩具，再提醒一遍获取奖品的规则，但不要强迫孩子去完成。他可能需要花上一个星期或更久才能得到第一份奖品。即便他好不容易成功一次，他也可能紧接着三天又会半夜来找你，不要担心，他会马上又得到一份奖品，然后又偷懒一两天，反反复复。

玩具拆完了，怎么办？那就重新把同样的奖品再包装一遍，放回原位。虽然在你看来这个方法有些奇怪，但是许多孩子都会欣然接受这个提议。通常，第二轮结束后，孩子半夜来访的问题就已经妥善解决啦。

这个方法需要多久才能见效呢？这取决于孩子依赖你的程度。也许，在他心中，没有什么奖品比你更诱人。能够被他如此深爱着，你也一定很幸福吧？

9.夜间恐惧："周围好黑，会不会有怪物？"

我女儿非常怕黑，她说会有怪兽来抓她，她根本不能好好睡觉。我们该怎么做，才能消除她内心的恐惧？

孩子身处黑暗中时，自然地就会幻想出妖魔鬼怪等可怕的事物，这是合乎情理的。事实上，**怕黑意味着孩子正在逐渐成长、发育，变得越来越聪明了**。当他还是个婴儿的时候，他并不会畏惧看不到的事物，只是简单地生活在当下。而现在，他知道黑暗中还存在着他无法掌控的可能性。当然，孩子仍在一天天长大，世界在他的面前才刚刚呈现，在分清真实和想象之前，他还有许多的路要走。他终将明白什么是真正的危险，也会明白他需要在日常生活中建立安全感，保护自己。在这之前，他只需慢慢成长。

讲道理能消除孩子怕黑的恐惧吗？

大人对孩子一直抱有误解，认为他对你说的话根本不上心，但事实上这是不对的。**他一直在观察你、聆听你，并试图从中找出任何与外界关联的线索。他更倾向于从最亲近的人那里寻找答案**。于是，他的恐惧是否合理，由你说了算。也就是说，你对孩子做出的回应，直接影响着他对外部世界的判断，让他明白哪些是真正可怕的，哪些又是安全可靠的。如何解决孩子因幻想引起的心理恐惧，如黑暗中的怪兽，关键在于用实际行动证明给他看一切安好，而不是嘴上说说。但是，如果你处理得过了头，不断地在他面前检查床底、橱里有无异样，也可能会引起孩子的怀疑：你打算找到什么怪玩意儿？

总之，面对孩子的畏惧，你需要的是敏锐的观察，再做出恰如其分的回应。要知道，**孩子害怕的东西并不存在，但是他的确害怕，你不能随便忽略他的情绪。包容他、接受他，果断、谨慎地处理好即可。**

即便你不厌其烦地向孩子解释每一个细节，告诉他一切都好，他很安全，但他还是会感到一丝惊慌。就拿我的儿子科尔顿来说，在他3岁时，他特别害怕听到晚上飞机从屋顶飞过的声音。有一次，当我安顿他上床睡觉后，他又听到了那个声音。他抬起头看着我，说："妈妈，我知道它伤害不到我，可我还是感到害怕。"我的第一反应是，他一定听进去我之前的那番苦口婆心了，即便如此，他依旧需要我的陪伴才能安心。

孩子怕黑，妈妈该怎么做呢？

以下这些方法在许多孩子身上曾应验成功，你可以从中找到适合你们的方法。无论你选择了哪种，你所传递给孩子最基础的信息永远只有一个——世上没有妖魔鬼怪，孩子在漆黑的房间中很安全，你会一直在他的身边。最终，时间会帮助你消除他内心的恐惧。

第1招 教孩子分清真实和虚幻

首先，教会孩子区分实实在在的恐惧和幻想出来的恐惧之间的不同，这有利于他进一步了解何谓真实与虚幻。这不是轻而易举的事，你需要不断地和他沟通。你可以教他区分动物园中的兔子、卡通人物兔八哥、兔子玩偶和他脑袋里自行幻想的一只兔子这四者之间存在的差别；你可以在讲故事的时候，引导孩子去幻想其中的场面，就此与他进行讨论；你可以以生活中真实存在的东西为例，拿它与虚构的东西进行比较，诸如海豚和美人鱼；你也可以寓教于乐，和孩子玩游戏时问："兔子玩偶可以喝你的汤吗？""真的小兔子会说话吗？"或者"你能在天花板上走路吗？"诸如此类。告诉他虚拟的东西都无法做到这些。

确保孩子已知的一些虚构角色（如牙仙子）不是孩子害怕的潜在诱因。孩子若天真地相信这些东西真实存在，那他也很有可能相信怪兽、妖精的存在。我并不是让你将这些可爱无害的东西从家中一并根除，只是做个提醒，这也是你应该考虑到的。

为了帮助孩子勇敢面对并克服他的恐惧，我们可以这么做：

①如果孩子害怕黑暗中的影子，你可以和他玩个游戏。制造一些影子，让孩子猜猜它们的原型是什么，然后再打开灯，揭晓答案。

②在孩子的床边准备一只手电筒，以备他醒来时可以打开。如果孩子晚上会下床走动，事先打开过道和卧室的夜灯，或打开或关上房门、橱门。询问孩子，他更喜欢怎么样的灯光。

③给孩子一两只或一整床的毛绒玩具，这会让他充满安全感。孩子喜欢毛绒玩具或特质的毛毯，可以舒缓他的身心，让他觉得不

再孤单。

④孩子若有需要，在他睡觉的时候打开夜灯或台灯，等他睡着后再关掉。孩子大多都喜欢过圣诞节，那么你可以在他的卧室内挂上一连串五彩斑斓的小灯泡（不要闪烁的那种），这种光线也能让他逐渐放松。

⑤打开舒缓柔和的音乐或白噪音。比起安静无声的房间里偶尔传来稀奇古怪的声音，孩子更愿意在有熟悉声响的环境下睡觉。

⑥大一点的孩子会担心家中遭遇盗窃。你可以耐心地告诉他家里很安全，在他的面前锁上门栓、关上窗户、打开防盗警报器，可以有效消除他内心的担忧。

⑦如果孩子听到一些莫可名状的声音，你要向他解释清楚。这是取暖器发出的声音，这是树枝在风中摇晃敲打到房屋的声音，那是有人在上厕所。一旦他了解真相，就自然不会害怕。

第2招 向孩子介绍一些友好的小怪物

市面上有许多专为孩子创作的电影、书籍，里面不乏有趣又讨人喜爱的小怪物，芝麻街、怪物史瑞克、怪兽电力公司，把它们介绍给孩子吧，让他知道原来虚构的怪物也可以这么可爱。不过你需要先完整地观看一遍，确保安全无害后，再播放给孩子看，因为许多亦正亦邪的怪物和反派角色也会引起孩子的恐惧。

第3招 养一只宠物，孩子不再感到孤单

如果你允许的话，可以在孩子的卧室内养一只小宠物，比如小蜥蜴、小乌龟或一群小鱼。有了宠物的陪伴，孩子就不会感到孤单

了。不过，如果孩子还太小，不足以照顾好宠物，那照顾它们的重任就落在你肩上了。注意，不要选择夜间会发声吵闹的动物和那些会咬伤、抓伤孩子的动物。

第4招 进行有趣的夜间活动，消灭黑暗的神秘感

你可以进行一些有趣好玩的夜间活动，来消除黑暗的神秘感。点燃篝火、烤棉花团都是不错的选择。你也可以和孩子遥望星空，在夜色中寻找还在飞的小鸟，增添一丝浪漫情怀。享用一顿烛光晚餐，再在房间里搭起一座小帐篷，在手电筒的微光下讲故事（不是恐怖故事！）给孩子听，即便是最敏感最胆小的孩子也会喜欢这个方法。这能帮助孩子与黑暗交朋友，不再害怕。

第5招 让孩子远离各种恐怖因素

无论何时，都不要让孩子观看让他感到恐怖的电影、电视节目，因为孩子超强的记忆力会使他在晚上睡觉时不停地回想起其中的故事内容。很多东西在你看来并不认为有多可怕，但在孩子眼里就全然不同，所以你要仔细观察他的每一个反应。另外，你看电视的时候，也许孩子就在你的身边，所以也请小心选择你看的节目。比如看电视新闻时，他的小眼睛和小耳朵会不自主地聚焦在那些不堪入目的画面上。他的内心还不够强大到承受这些刺激，这只会不断放大他的可怕，夜晚躺在床上时又会浮想联翩。

第6招 用你的想象打败孩子的想象

既然孩子害怕的是他的脑中幻象，你也可以对症下药，用一个

特殊小妙招来消灭它。最常用的是一瓶怪物喷雾剂（其实是水）和一根魔杖。许多孩子会明白你的用意，在想象力的积极催眠下，他会慢慢放松警惕，获得安全感。在我看来，这个方法的关键在于你得首先让孩子明白怪物和武器都是虚构出来的。不然，只会让事情变得更糟，孩子甚至会暗想："哎呀！妈妈也认为怪物真的存在！可是，唯一消灭它的方法只有这瓶少得可怜的喷雾剂啊！"

第7招 在孩子的卧室房门上贴上小标语

若孩子对文字、阅读抱有兴趣，并可以从中产生放松感，你可以为他制作一幅标语，挂在他的房门上。一些孩子乐于从中获得一种存在感——"这是莎拉的快乐卧室"。还有一些孩子则喜欢目的明确的口号——"屋子里没有怪物"。无论你的孩子属于何种类型，标语都要积极向上，再用欢快的元素加以点缀，诸如花朵、彩虹。谢绝任何有关凶猛野兽的添枝加叶哦——孩子每晚抬头就能看到它，岂能不害怕？

第8招 读给孩子听关于克服夜间恐惧的书

市面上，有许多书籍专门讨论儿童的夜间恐惧。你白天不妨先拿来一读，睡前再与孩子一起分享。另外，鉴于书中有一些逼真的插图，孩子恐怕觉得难以入目。为避免加重他的恐惧，请读给孩子听。

第9招 直接问孩子："怎样才能让你不怕？"

直接询问孩子，如何才能让他们感到不再害怕。只要他说"妈妈我怕"，你就可以简单明了地问他"怎样才能让你不怕"。他的回答可能很独特，甚至让你哭笑不得，但不管怎样，你都得表现出很感兴趣的样子。在我的调查中，有个小男孩告诉我如果头睡在床脚，把脚搁在枕头上睡，他会感觉好受些。还有一个小女孩想要把烟雾报警器的红灯给盖住，因为她总觉得“有一双坏人的眼睛一直紧盯着她”。针对孩子的提议，你可以找到有效的解决方法，消除他的内心恐惧。

第10招 鼓励孩子勇敢探索害怕的事物

通常，孩子会被他的内心恐惧持续困扰很多天甚至数个星期。当初科尔顿就是如此。飞机从屋顶上飞过的巨大声音让他久久坐立不安。他四处寻找关于飞机的书籍，在网络上搜索飞机的图片，总是问爸爸为什么飞机会发出那么大的噪音，闲来无事就会抬头望着天空找飞机，还买来一大堆玩具飞机。没过几个星期，在他终于开始正确地认识飞机之后，原有的恐惧也就逐渐消失了。整个过程发展得很自然，孩子的好奇心和求知欲最终战胜了胆怯。因此作为父母，你可以鼓励孩子勇敢探索。

第11招 把床垫直接放地上，没有床底就没有怪物

许多孩子身处黑暗中，真正害怕的是潜伏在床底下的危险。一些大一点的，甚至是已经上学的孩子还会在床上跳来跳去，生怕落入床下怪物的魔爪。针对这个情况，最简单有效的方法就是把床架先收起来放一边，将床垫直接放在地面上。这样一来，床底下就不会有任何可怕的东西啦！你也可以罩上床裙，延至地面，起到相同的作用。

家长真实案例

迈克以前很怕晚上会有小妖精，我不断地安慰他，告诉他不会有这些怪物的。然后我们一一列举了美好的东西，大树、小鸟、高山、草莓等等。当我把他的注意力转移到这上面之后，他就全然忘记原有的恐惧了。

——妈妈谢拉，儿子麦克五岁

第12招 进行舒缓的睡前活动，引导孩子逐渐放松

没错，又要老话重提了！**几乎所有的睡眠问题，包括孩子的夜间恐惧，都可以依靠规律持久且舒缓愉悦的睡前活动来解决**（详见第53页）。在关灯之前，让孩子在脑中幻想一些美好的事物，可以是一天当中最开心的事，也可以是明天一项有趣的活动安排，引导孩子的情绪逐渐放松。

第13招 陪在孩子的身边，让孩子感到安全

无论孩子害怕的是什么，怪物、黑暗、飞机还是水龙头滴水的声音，最重要的是你一直陪在他的身边，让他感到安全。在孩子夜间感到害怕时，你可以去他的房间陪他，或让他来你的房间，睡在专门为他准备的睡袋里，或者干脆和你一起睡。

确保孩子已经放松，然后再告诉他小朋友偶尔这样是正常的，不必感到慌张，以及如果以后发生同样的事，他应该怎么做等等。你可以事先为孩子列一个详细的“半夜怕黑怎么办”的计划，有时仅仅准备计划，孩子的恐惧就会消失了。

仔细想想，许多恐怖的场景的确多发生于黑暗之中。假设在烈日的照耀下，一个邪恶的怪兽正追着人跑，这样的画面的确很难营造出和黑夜相同的惊悚感。即便我们成年人能通过理智的判断得出世上不存在妖魔鬼怪的道理，但是不能否定，我们对黑暗同样抱有隐隐的畏惧。

因此，尚未开窍的孩子只能依靠大人的正确引导，克服内心的恐惧，学会在晚上乖乖睡觉。随着孩子慢慢长大，夜间恐惧可能会以别的形式再次出现。到时，别忘了重读这个章节，这些老方法依旧有效。

要寻求专业帮助吗?

多数孩子能够在父母的帮助下成功告别恐惧。但是，如果孩子出现下列状况，你就需要寻求专业人士的帮助了。

- 孩子害怕的次数越来越多，程度越来越强烈；
- 恐惧会一直蔓延到白天，严重影响他的正常生活，持续时间长达一两个星期之久；
- 似乎没有办法能够真正克服他的恐惧；
- 孩子过度害怕；
- 他相继表现出其他异常的行为，包括白天频繁焦虑、行为认知不断退化以及心理压力过大等各种迹象。

10.不愿白天小睡："我睡不着！"

我那两岁的女儿一直不喜欢睡午觉，白天还总是爱发脾气。我想知道两岁的孩子到底需要睡午觉吗，还是应该晚上早点睡觉？如果她需要睡午觉，那我应该怎么做呢？

白天小睡对于孩子的身心健康至关重要，它利于孩子恢复能量、提高注意力、提升学习能力，还能有效减少皮质醇素（一种肾上腺分泌的"压力荷尔蒙"，长期压力较大的人皮质醇水平较高），让孩子感到更加放松。孩子如果适当地白天小睡，就能尽情释放白天的心理负担，下午就又能精神焕发了。研究证明，每天睡午觉的孩子更灵活多变、适应能力更强，注意力更持久，性情更稳定。

多数白天不小睡的孩子晚上睡眠也不充足。即使他们晚上睡得够饱，他们也要不歇息地面对在白天到晚上那么长的一段时间。更何况，相较于夜间睡眠，白天小睡的睡眠循环并不相同，对孩子的身体、行为的影响力也不同。因此，晚上多睡几小时并不会弥补没有白天小睡的时间。相反，如果晚上没睡好，白天小睡片刻就能恢复元气。

对孩子来说，白天小睡时长和次数没有明确标准，不过多数孩子对于白天小睡的需求差不太多，甚至一天所需的睡眠总时也几乎是一样的。因此，如果你知道孩子晚上睡多久，那么就能算出他白天小睡应该需要多长时间，当然，也存在例外。但即便你的孩子是个极少数的例外，从来不睡午觉，也可以通过恰当地改变，使他适应新的白天小睡计划。

改善白天小睡，就能改善孩子的夜间睡眠

毫无疑问，白天小睡与夜间睡眠的时长和质量，两者之间存在着必然联系。晚上睡不好就会影响到白天小睡。同理，不睡午觉的孩子晚上也不会睡得好，久而久之，就会形成一个恶性循环。许多孩子缺乏充足的白天小睡和夜间睡眠，早上常常会很早醒来，然后过不了一两个小时，又接着睡觉。因此，只要你能改善孩子的白天小睡，晚上他就可以睡得更持久、更安稳。他的心情也会更愉悦，身体发育会更健康，性情也会更稳定。（当然，你也能少发点脾气。）

如何判断孩子是否需要白天小睡？

孩子做事都是任凭性子来的。他一天可有不少事要做，他要学习很多东西，直到他感到精疲力竭时才会想要睡觉。把白天小睡的决定权交到孩子手里，这和问他蔬菜和冰淇淋他想要哪个一样，显然是徒劳无益的，因为他铁定不愿睡觉。所以，应该由你来决定他睡还是不睡。

只要你细心观察孩子，想知道他何时要睡觉就一点也不难。我

下面将分别列举两组信息。你可以依据第一组的内容判断孩子是否需要白天小睡，而第二组是告诉你孩子正在逐渐摆脱白天小睡，但偶尔依旧需要小睡一下。

孩子若有以下表现，说明他需要白天小睡：

- 起床时心情不错，但会慢慢变得烦躁不安。
- 白天早些时候还有点耐心，但会越来越急躁、易发脾气。
- 一到下午和晚上，他会越来越爱哭闹。
- 他的协调能力慢慢变差。他会不断地摔倒，不能好好完成拼图，甚至连提裤子、穿鞋都变得困难重重。
- 下午及傍晚时，他会变得无精打采，但很快又会再活跃起来。
- 下午及傍晚时，他会渐渐显露疲惫，打哈欠、揉眼睛、双眼稍显无神等等。
- 白天，他会突然变得极其亢奋，并且很难平静下来。
- 他在车上或看电影的时候极易睡着。
- 早上他会很不情愿地起床，或伴有长时间的起床气。
- 附加一个重要理由：你极度渴望片刻的安宁，打算做一些自己的事，养精蓄锐。

孩子若有以下表现，说明他正逐渐摆脱白天小睡的依赖，但实际上，有时他仍需要白天小睡：

- 通常，从白天到晚上，他的性情都是稳定的。但是，偶尔过于活跃的日子里，晚上会变得烦躁不安。
- 通常，他的心情都不错。但若哪天出奇的忙碌，他就会开始闹脾气。

- 如果当天他睡午觉了，晚上要想睡着就要花很长时间。
- 白天小睡时，他会躺在床上辗转反侧，难以入睡。
- 大多数情况下，他都可以乖乖上床睡觉，并且整晚不醒。

一次白天小睡需要多久?

现在，请再翻到第11页，温习一遍表格1.2的内容。孩子对睡眠的需求各有不同，有些会多于表格上的时间，有些则会少于表格上的时间。但是通常来讲，大多数孩子所需的睡眠时间和表格上所提供的相差无几。即便孩子睡足了应有的时间量，但是你依旧应该从他的行为反应中做出正确的判断。需要时，可以让他再多睡一小会儿，这会让他舒服很多。

几点白天小睡最合适?

孩子的白天小睡时间非常重要。如果睡得过晚，到了晚上他依旧会精力充沛，从而影响他的夜间睡眠——他会在床上磨蹭很久才能睡着，这也就意味着第二天又会赖床。长此以往，正常的作息就会出现紊乱。

研究表明，规律作息有利于人体生物钟的调节，能让人在最适宜的时间醒来和睡着。

通常，最佳白天小睡时间为：

· 如果孩子一天白天小睡两次，那么建议一次为上午晚些时段（9点至11点），另一次在午后12点至下午2点半之间。

· 如果孩子一天只睡一次午觉，那么建议安排在午后12点至下午2点半之间。

孩子白天小睡的时长太短怎么办?

要知道，白天小睡的目的是要让孩子得到充分的休息，恢复体能与精力后，安稳地度过剩下的半天时光。所以通常来说，白天小睡少于三十分钟达不到理想的效果。孩子如果简短地打个瞌睡，并不能完成一个睡眠循环，只会让他变得越发烦躁。只有极其少数的孩子可以睡上二十分钟就能活力充沛地醒来。因此，你必须让孩子白天小睡的时候足够充分，确保孩子得到了应有的休息。（简短的白天小睡倒是更适用于成年人。）

孩子所需的白天小睡时长因人而异，但是最佳时长应为1～3个小时。如果你的孩子白天小睡时间总是很短，别就此放弃。试一试下面的方法，适当将时间延长。

方法1 在白天小睡前，安排孩子吃中饭或吃一些小点心。可以是一些含有丰富碳水化合物的食物，诸如全麦吐司和奶酪。详情可参考第68页诀窍6。

方法2 孩子白天小睡前一个小时不宜食用过多流质食物。确保他在睡前上厕所排便干净，或换上了新的尿布。

方法3 确保屋内灯光昏暗。窗外射进的一束光线有时都会影响到孩子的正常白天小睡。

方法4 在白天小睡的过程中，播放舒缓的音乐或白噪音。即便他在中途醒来，这柔和的声响也有助于他再次入睡。

方法5 确保孩子的体感足够舒适，不能太冷也不能太热。你应该根据孩子的感受以及屋内的温度变化，看需不需要穿袜子，以及是穿着睡衣睡觉，还是不穿长裤只穿纸尿裤——孩子的舒适感永远是第一位的。视情况打开空调、取暖器、电风扇或加湿器，保持室内环境宜人自在。

方法6 检查孩子有无生理疼痛，长牙、过敏、哮喘、中耳炎及其他问题都会影响他的白天小睡时间。如果孩子表现出任何症状，请及时与医生沟通，寻求帮助。

方法7 抽一天时间认真观察孩子的白天小睡情况。在他醒来之前的5～10分钟，站在他的房门口，静静聆听他的动静。（等待的过程中，你可以阅读、织毛衣、练瑜伽，做一些安静平缓的事。如果你计划性很强，也可以洗洗衣服。）孩子一有动静，你就赶紧出现在他面前。这时，他正迷迷糊糊，处于还未完全清醒的状态。你可以哺乳、按摩、轻拍，也可以直接躺在他的身边，哄他重新入睡。如果一切他没有完全醒来，又感到了疲倦，那么很快他就又昏昏欲睡了。一个星期之后，无需你的介入，原本睡得少的孩子就能够睡得又沉又香了。

孩子一犯困，就该上床睡觉！

孩子犯困后就能很快睡着，若他不困，自然会抗拒白天小睡。当他表现出疲劳的征兆，但你又忽略了这些，孩子就会变成过度疲劳，再想睡着就变得难上加难。

持续一两个星期，观察孩子睡前的行为表现，根据他的生物钟，调整午休时间。一旦发现孩子有半点疲劳，请跳过冗长的睡前活动，直接让他上床睡觉！

孩子若表现出如下迹象，就意味着是时候白天小睡了：

- 不那么活跃了；
- 越来越安静；
- 对玩耍失去兴趣；
- 爱揉眼睛；
- 目光呆滞、无神；
- 耷拉着脑袋，下巴和嘴部不再紧绷；
- 变得烦躁不安；
- 哭闹；
- 没有耐心，不爱玩玩具；
- 发脾气；
- 打哈欠；
- 躺在椅子或沙发上；
- 面无表情地看电视；
- 抱着毛毯或“睡眠小伙伴”；
- 要吸奶嘴、奶瓶，要抱抱。

制订白天小睡前的睡前活动

根据孩子的生物钟，制订好白天小睡计划后，别忘了安排睡前活动。要知道，孩子是在规律中慢慢长大的，一套固定的白天小睡流程会让他倍感惬意，欣然接受。久而久之，白天小睡时间一到，孩子就会主动配合你。例如，一旦吃完午饭、讲完小故事后，孩子就会知道该睡午觉了。如果再适当加入一些放松舒缓的活动，诸如按摩、轻摇、播放白噪音、柔和的音乐、哺乳，则会更有助于孩子的白天小睡。

孩子的睡眠方式会随着他的成长而不断变化，因此别以为找到了一个可以一成不变的万能方法。婴幼儿会逐渐从一天两次白天小睡减少到一天一次，稍大一些后，他会最终不再需要白天小睡。这些变化并非一蹴而就，通常需要数个星期甚至数个月的过渡。这个过程中，你更应该时刻观察孩子的疲劳迹象、心情变化，从而调整他的白天小睡。即便孩子不熟睡，安静地休息片刻也是益处多多。

要是哪天孩子不白天小睡，晚上就早点叫他上床睡觉，但不要提早一两个小时那么多，不然将影响到第二天的睡眠，甚至会使孩子的睡眠方式在接下去的一个星期里都遭受干扰。

孩子如果突然抵触白天小睡，很有可能是他哪里感到不舒服（中耳炎、长牙或过敏）或他正处于过渡阶段。再一次好好观察孩子的早晚睡眠，对照第208页上我所列举的表现，视情况做出进一步改善。

孩子不愿白天小睡怎么办?

如果孩子不爱白天小睡，而你正计划一个完整的白天小睡计划，你可以使用下面所介绍的方法，让孩子乖乖睡觉。你并不需要全部采纳，只需选择适合你们的，应用起来吧!

方法1 白天小睡中，**持续播放摇篮曲或白噪音**。鱼缸、电扇、取暖器（温度适宜）、一盘录有大自然声效的专辑、白噪音时钟，这些都可以制造令孩子感到舒适放松的旋律和节奏，让他自然而然地入睡。这些声音还能掩盖掉外界的噪音，防止孩子被吵醒。

方法2 如果孩子还小，你可以**把他放进婴儿推车里，推着车在屋内慢慢走动**，直到他睡着。即便简单地在卧室门口推前推后，都能起到相同的作用。孩子若中途醒来，这个方法同样有效。一旦他开始习惯每天白天小睡，你便可以把他放到床上了。

若你打算每天做些身体锻炼，推婴儿车无疑是个不错的选择，孩子睡得好，你也会倍感轻松，可谓一举两得啊。

方法3 **确保屋内光线昏暗**。把窗帘拉上，或用硬纸板、铝箔将窗户堵上都行。孩子对光线特别敏感，只要有一点点光，他们就会很容易醒来。

方法4 孩子对外界充满着强烈的好奇心，他们无时无刻不想吸收新的东西，一刻也不愿停止！如果你的孩子一到白天小睡时就心不甘情不愿，那你可以换一种方式提醒他。**不要说“该睡午觉啦”，而是“休息一会儿”**，或者什么也别说，和他一起安静地阅读，听一些舒缓柔和的音乐，打开白噪音，给他一个奶瓶或适当地喂他一会儿奶。如果孩子本身就已疲倦，那他很容易就能睡着。即便不行，他至少可以暂时放下求知欲，你们都能好好享受这安详的时刻。

方法5 在光线昏暗的房间里，**躺在孩子的身边陪着他**吧。听着舒缓柔和的音乐、有声读物或白噪音，放松身心，慢慢闭上你的双眼。等到他睡着后，如果你还醒着，就可以起身离开。当然，如果你也一同睡着了，那就好好地休息一会儿。研究证明，午后小睡对成年人也大有裨益。

方法6 在选择**儿童有声读物**时，不如根据你自己的口味来选择。悦耳的声音不仅可以让孩子慢慢放松，你也可以在陪睡的过程中，听上一个有趣的故事。

方法7 与其严肃地命令孩子白天小睡，不如给他提供一些选择，循循善诱：

你想看两本书还是三本书？你想读这些书吗？

今天你想听听音乐和动听的鸟叫吗？

你想睡在自己的床上还是爸爸妈妈的床上呢？

今天你想抱着哪个娃娃一起睡觉呀？

大一点的孩子喜欢自己做选择，而且如果你**邀请他自主作出决定**，他更乐于配合你完成计划。

方法8 避免孩子在白天小睡前活跃过度。如果孩子正在搭一座漂亮的城堡，或痴迷于一幅新的拼图，或正揉捏一块新的橡皮泥，他一定不会停止手中的乐趣，乖乖上床睡觉。你可以帮孩子将这些好玩的事儿统统安排在他起床后。

方法9 给孩子一些盼头儿，**等他白天小睡醒来后，带他玩些**

他感兴趣的活动。告诉他“等你起床后”会有意想不到的好事等着他。你可以带他去公园遛圈儿，和他玩一盘游戏棋，拼一幅新的拼图，捏橡皮泥，或给他吃些可口的小点心。让他知道在他睡着的时候，你一个人只能做些无聊的事，诸如“你睡着的时候，我只好写文件”。告诉他这点是让他明白自己并未错过有趣的事，让他可以安心睡觉。

方法10 设置起床闹铃。告诉孩子，你希望他睡满至少二十分钟，只要听到闹铃响起，他就可以起床。厨房里烤箱或卧室里的收音机都能拿来设定时间，你当着孩子的面操作，或让他自己来。然后，等他睡着后，你再悄悄地把闹铃关掉，这样就不会吵醒他了。

同样，你也可以播放舒缓的音乐或电台节目。事先设置好，自动播放大约一个小时，只要音乐停止或节目结束，孩子就可以起床。

如果你试尽各种方法，过了15～20分钟，孩子都没有睡着，依旧清醒，那是因为他还不觉得累。不如让他起床，再玩个一小时。待他用尽体力，表现出一丝疲劳的迹象后，这时你再用相同的方法哄他白天小睡。如果时间太晚，就不必再白天小睡了，可以适当提前晚上的睡眠时间。

如果父母经常外出，孩子如何白天小睡？

当我的第四个孩子科尔顿出生时，他的哥哥姐姐分别是八岁、十岁、十二岁。我整天围着他们的课业、日常活动忙个不停，还要每天费尽心机地安排他们在家白天小睡，这对我来说几乎不可能做到每天都安排他白天小睡。我灵机一动，发明了“随时随地白天小睡”的好方法。

方法1 如果孩子经常在车上睡着，你应当好好利用这个习惯，尽量在白天小睡时间选择外出。在出门前，给孩子准备一些零食，让他上好厕所，换上干净的尿布。上车后，把他的专用座位调至微微倾斜或给他垫一只儿童旅行枕，再把他的鞋子脱掉。（若你正计划买一个新的儿童汽车座椅，请选购两侧较为突出、中间靠垫深陷的座椅，有利于孩子在行车中入睡。）

方法2 给孩子盖上毛毯，怀里抱着毛绒玩具，再放一些舒缓柔和的音乐或有声读物。你也可以事先准备好一些书本或工作，这样即便停车后，孩子仍旧熟睡，你也不至于没事做而百无聊赖。（千万千万不要让孩子单独留在车里，这样太危险了！）

方法3 在车中备置一些睡垫或卷装轻便户外毯。如果你带着一个稍大点的孩子在朋友家做客，孩子又不习惯在不熟悉的地方午睡时，可以躺在自带的毯子上。

方法4 在车中备置好一辆婴儿推车。许多宝宝喜欢一边呼吸室外的新鲜空气，一边在轻轻摇晃的推车里睡觉。

方法5 根据你一天的安排，适当调整孩子的睡眠时间。例如，孩子一般在下午一点睡午觉，但你必须每天在下午一点三十分时去学校接他的哥哥姐姐，那么你可以调整孩子的午餐及娱乐时间，将他的白天小睡时间延至一点三十分，地点则转移到车上进行。

11.尿床：孩子那么大了，居然还尿床！

我那四岁的儿子已经学着独立上厕所有一段时间了，但他几乎每晚还是会尿床。是哪里不对吗？为什么他就学不会呢？我们应该怎么办才好？

控制排尿需要一个漫长的过程。事实上，随着孩子的成长，他会慢慢学会控制自己的膀胱。由排尿引发的问题有许许多多，其中尿床尤为普遍，医学上称之为遗尿症。50%的三岁儿童与40%的四岁儿童每周都会尿床数次，这在他们这个年龄段属正常现象。而20%~25%的五岁儿童和10%~15%的六岁儿童依旧不能做到每晚不尿床。甚至再大一些的孩子如果日常生活被打乱，他们也会偶尔尿床（如果孩子的排尿习惯突然改变，最好咨询一下医生，确保他没有患上其他生理疾病）。一直到孩子年满九岁，5%的人依旧会尿床，不过其中大多数也只是每月尿床一次。随着孩子越来越大，尿床的频率也会越来越少。在多数情况下，家长停止采用任何措施，孩子尿床的现象也会自行消失。

孩子尿床大多因为生理原因。孩子睡着时，肾脏不再传递信息给大脑，而孩子的膀胱还没有长到能容纳一整晚的尿液那么大，膀胱里的尿液过量，再加上他又睡得沉，无法自己醒来起床排尿，于是，孩子尿床了。随着孩子逐渐成长，以上状况都会自行矫正过来。

此外，尿床也会遗传。如果父母双方中有一人或两人皆有遗尿症史，孩子尿床的几率就会更大。糖尿病、食物过敏（尤其是对咖啡因、乳制品、某些水果以及巧克力过敏）、药物过敏以及其他生理状况都会引发尿床问题。同时，尿床也意味着孩子可能有睡眠障碍，要是他还伴有其他症状（详见第315页），建议你进一步仔细观察。

如何帮助孩子控制排尿？

虽然现在让孩子保持整晚不尿床还为时尚早，但如果他愿意配合你改变，你可以从以下几方面试着帮助他控制排尿。

✓ 睡前1～2个小时内，尽量避免摄入水及其他流质食物。不要完全断水，但应控制在一个合理的量内。

✓ 吩咐孩子睡前勤排尿。在睡前活动刚开始时排一次，在关灯前再排一次。

✓ 避免使用吸水性训练尿裤，取而代之使用一块专门的床垫铺在底下。因为孩子穿上吸水性尿裤或纸尿布后，他就很难察觉到自己排尿了，这不利于他的自然发育。

✓ 确保孩子白天每隔两小时排尿一次，这有利于孩子的膀胱正常发育，防止夜间尿床。

✓ 你可以采用正面奖励的方式教孩子正确排尿，例如用贴纸或图表形象地展现出来，慢慢引导他。

✓ 打开夜灯，确保孩子卧室到洗手间的过道上光线明亮，并且告诉孩子，他在半夜想上厕所的时候可以自己去哦。这些话潜意识里会正面地影响孩子。

✓ 不要责怪孩子，以免让他觉得委屈、难堪，加重其心理负担。相反，要安慰他，鼓励他，让他知道这是很正常的现象，只是需要时间慢慢矫正。

孩子学习控制排尿需要时间

没有哪个孩子希望醒来后床单湿冷一片，孩子尿床也不是因为懒惰不愿起床或者故意不守规矩。这就像学走路和学说话一样，是一个极其自然的学习过程，欲速则不达。

对于爱尿床的孩子而言，最好的解决方法也最简单——直到他完全可以控制排尿之前，给他穿好尿布、一次性吸水性内裤或训练裤，垫好专门的床垫。

美国肾脏病基金会建议，如果孩子直到六七岁仍不时尿床，或伴有其他睡眠障碍，请寻求医生的帮助。他们会提供一些专业治疗，诸如适当使用婴儿尿床报警器，进行膀胱训练、食疗或药物治疗等等。

在孩子成长的过程中，父母需要担心的事数不胜数，需要纠正的习惯也不计其数，但尿床并非其中一项。孩子需要时间去学习，而你则需要充分的耐心去等待最后的成果。不需要特意做什么，有一天，孩子自然就不再尿床了。

12.梦游、梦呓：孩子半夜说梦话、乱走，怎么办？

儿子有时会在睡梦中起身，在屋子里走来走去，也常常会说梦话，说的基本上都是一些我们难以理解的胡言乱语。我们是否该做些什么？这个问题会随着他长大而逐渐消失吗？

对孩子们而言，梦游属于正常的睡眠癖好，几乎三分之一的孩子至少有过一次梦游。其中，男孩发生的可能性更大。而且，梦游通常会家族遗传，所以如果你的孩子梦游，那么你的父母或爱人的父母没准儿也有两三件尴尬的梦游往事。比如，他们会把垃圾桶或橱柜里的箱子当马桶使，令你捧腹不止。

梦游通常发生于前半夜，在孩子睡着后的1～3个小时之间。孩子会睁开眼，下床，漫无目的地在房间里游荡。此时，他正处于半梦半醒之间，并且毫无意识。如果你第二天早上和他谈论起此事，他一定没有一丁点儿的记忆。因此，最好不要告诉孩子他梦游的事，以免让他产生困惑、担惊受怕。

孩子梦游要紧吗?

你若发现孩子在屋里梦游，请轻轻地将他带回床上。除了一些安慰的话语，你大可不必和他说话，因为他根本听不到你在说些什么。大多数情况下，你把孩子安顿好后，他会很快睡着。

请你放心，梦游并不代表孩子有任何心理或生理问题，随着孩子慢慢长大，这个现象会逐渐消失。应该注意的是，不要让孩子在无意识的情况下在外面闲逛，以免摔下楼梯、被东西绊倒而受伤等等。你可以事先做好如下工作：

①在孩子的卧室门口安装声音柔和的警报铃或动作侦测器，时刻知晓孩子的动静。如果你睡得比较沉，可以在孩子的卧室门口竖好安全防护栏，这能有效避免孩子因梦游时乱走动而受伤。

②如果你和孩子同睡一张床，可以把孩子放在你和爱人之间，或者是你和墙面之间，这样一旦孩子醒来想要爬下床，你能立马察觉并做出回应。

③避免让孩子睡在较高的床上或双层床的上铺（尤其在他穿着“超人”睡衣时）。

④关上所有的房门和窗户（事先写好小贴士，每晚提醒自己睡前检查一遍）。

⑤如果孩子的卧室在高层，建议在卧室的窗户上安装防盗窗（无论孩子梦游与否，这都是个不可或缺的装置）。

⑥合理使用电子防盗报警器，任何房门、窗门一打开，就发出警报。

⑦在楼梯口安装防护栏。

⑧确保屋内做好完整的儿童防护措施，收好有毒、危险物品，把绳子放在安全的地方，将电源插座统统盖住。

⑨保持孩子的卧室地面整洁，避免乱堆玩具等杂物（至少保证将尖锐、锋利的物品移开）。

⑩睡前不要让孩子喝过多水或摄入过多流质食物，教孩子养成每晚睡前把小便排干净的习惯，减少他因半夜憋尿而不得已起床引发的危险情况。

通常情况下，你不必阻止孩子梦游。但若他梦游已成习惯，你对他的安全感到堪忧，那么可以试试下面这个简单的方法，介入其中，重新建立一个自然的睡眠循环。

首先，你需要留意孩子每晚起床的时间，尤其是在他睡着后到起床之间经过多长时间。持续观察一个星期，你就会发现一个固定规律。在你确定他的规律后，在他每次梦游前的10～15分钟前就试着叫醒他。带他去上厕所，或拥抱一下他，然后再哄他入睡。重复这个步骤一个星期左右后停止，让他自然睡眠，观察他的梦游是否消失。如果现象并未改善，你可以寻求专业人士的帮助。

我想这个方法并非在你原有的计划之内。因此，其实只要能保证孩子的人身安全，你无须制止他的梦游。事实上，即便没有你的干涉，他也会慢慢自主改掉这个行为。

孩子梦呓要紧吗？

比起梦游，孩子梦呓更为普遍，大约一半的孩子都会在半夜胡言乱语。通常，会梦游的孩子也会说梦话。孩子会在梦中喃喃自语、发出怪声音，甚至会自言自语老半天。有时候声音很轻，有时候却非常大声，甚至情绪很激烈。这时，试着和他对话是徒劳，因为基本上他都在不知所云。

孩子的梦呓持续时间很短，内容有趣又纯真。如果他并没有妨碍到你，那你大可不必紧张。要是他说梦话的声音太响，次数过于频繁，并且影响到其他人的正常睡眠，就要采取措施了。

如何减少孩子梦游和梦呓的频率呢？

如何减少孩子梦游和梦呓的频率呢？并不是万能的，但至少符合孩子健康睡眠的规律，且安全无害，完全可以一试。

方法1 一些研究证明，孩子缺乏充足的睡眠会导致梦游、梦呓的发生。因此，我建议你翻到第11页，对照表格1.2的内容，判断孩子的睡眠时间是否足够、是否需要调整（永远不要忽视这一点，因为睡眠不足是许多睡眠问题的罪魁祸首）。

方法2 作息时间紊乱也会导致孩子梦游、梦呓。若你仍未根据第一章的内容而做出一些相应的改变，那么现在就是时候开始需要重新调整孩子的作息时间了。

方法3 孩子感到疲劳、心理压力大或焦虑紧张，也会引起梦游梦呓的发生。重读第78页上诀窍8，好好帮助孩子放松身心。

方法4 鉴于过晚进餐会引起各种睡眠问题，因此，尽量避免孩子在睡前吃得太多，不要吃辛辣及高糖食物，另外如有需要可以再吃些清淡的小吃。

方法5 有时，孩子的睡眠也会受到生活中突发事件的影响。可能是刚刚搬家，可能是父母离婚，可能是去新学校上课，也可能是别的重大改变。好在这些变化都是暂时的，一旦孩子开始一个新的生活方式后，梦游和梦呓也会随之消失。

13.不愿与父母分开：如何让孩子学会一个人睡？

儿子自从出生以来，就一直和我们睡一张床。我们很享受彼此依赖的感觉，但是他现在长大了，总得学着一个人睡觉了。我们不知道何时才能这样做。怎么做才能温和而有效呢？

孩子喜欢和父母一起睡觉，现在仍有许多国家的人们在这么做，这是自古以来人类最自然的通性。然而，我们身处的社会越来越提倡着独立自主，导致我们误以为孩子和父母睡是一种罕见又奇怪的现象。其实数不胜数的家庭都是亲子共睡。据一项睡眠调查，超过50%的父母都会和孩子同睡。虽说和孩子睡觉本就与他人无关，但要是能让所有人重新正确地看待这件事，那也是有意义的。

而无论你曾经多么享受和孩子一起睡觉，一切终将会改变，就像孩子断奶、摆脱尿布、从爬行到学会行走，再到上幼儿园一样，这是成长的必经之路。

一些父母采取较为自由开明的方法，不管孩子多大，两岁还是十岁，他们会耐心地等到孩子做好充分的心理准备后，再让他在自己的床上睡觉。为了避免家庭矛盾的发生，首先你需要明确让孩子这么做的原因是什么。先仔细思考下面几个问题，这将有利于你作出正确的决定。

1．你、爱人和孩子平时都睡得好吗？

2．如果没有人在乎你为孩子做的这些事，你还会感到快乐吗？如果从现在开始，你要持续六个月甚至一年的对原有的计划做出改变，你还愿意这么做吗？你和爱人的回答是否一致？

3. 如果你是单亲家长，你是否真的认同应该让孩子一个人睡觉，还是因为别人建议你这么做？
4. 你认为和孩子一起睡觉会影响你和爱人之间的亲密关系吗？你会花时间，另选地方与爱人培养感情吗？
5. 你决定做出改变的初衷是为了家庭能够更和睦健康，还是只是为了听从亲人、朋友的建议？
6. 目前，孩子的生活中是否还有其他让他压力倍增、忐忑不安的事情（如弟弟妹妹的诞生）？如果有，是否应该等到一切恢复平静后，再做调整呢？如果改变牵扯到孩子的整个睡眠安排，你能花时间慢慢改变吗？
7. 你是否越来越不喜欢和孩子一起睡觉，但却苦于不知如何改变？
8. 如果有一天，孩子突然抓起他的枕头，径直走向自己的卧室，一个人乖乖睡觉，并且从那以后日日如此，你的真实感受是什么？喜出望外，高兴，满意，还是有一点伤感？失望，孤独，或者虽然有点怀念过去，但依旧很满意？
9. 孩子和你一起睡觉时最让你心烦意乱的是什么？是自己不能好好睡个安稳觉？还是害怕别人嘲笑？还是你打算怀孕或已经怀孕，不想让床很挤？

请如实回答以上问题，直面自己的内心，这能帮助你做出正确的选择，找到最有效的解决方法。

家长真实案例

我和女儿加布里埃尔一起阅读苏斯博士的故事《一条鱼，两条鱼，红色的鱼，蓝色的鱼》，当我们翻到其中一页时，上面有两个孩子和毛茸茸的生物一起睡觉的插图，并附有一段文字：“晚安，该睡觉了。我们和宠物赛普一起睡觉。”女儿不解地问道：“为什么他们要和赛普一起睡觉呢？他们应该和妈妈一起睡。”

——妈妈金吉，女儿加布里埃尔四岁

决定让孩子一个人睡，就立刻行动起来吧！

毫无疑问，睡觉的时候和孩子搂搂抱抱的感觉是多么幸福。没有什么比和小宝贝依偎在一起，然后两个人一起慢慢睡着更美妙的事情了。我完全可以想象，无论你的决心有多么坚定，无论孩子是一岁还是五岁，在决心改变的时候你的内心深处仍会感到淡淡的忧伤。这很正常，这也是我为什么建议你回答完上述问题后再着手改变的原因。自我矛盾往往会阻碍计划的正常进行，因此理清思绪，告诉自己这的确是你的真实想法，这一步必不可少。如果你认同改变，并认为时机成熟，你就会信心满满地迎接挑战。

一旦准备就绪，就行动起来吧，只要保持目标不变，朝着一个方向慢慢前进就可以了，切勿急于求成哦。最终，孩子都能学会在自己的床上睡觉，你需要的只是时间。

循序渐进固然很好，但若过度延长整个过程，用一年甚至更长的时间改变孩子的习惯，则会过犹不及，增加孩子的痛苦和心理压力，而你也不会好受。让孩子在自己的床上睡觉并不意味着你不再爱他、不再尊重他了。不管孩子在哪里睡觉，都不会影响你对他的感情。正确、合理的循序渐进，其实是几个星期或几个月，除非有特殊情况，没有必要拖至一年。

和父母同睡的孩子往往早已习惯与人肌肤接触，因此刚刚开始一个人睡觉时，他会感到非常孤单，并常常怀念过去。所以白天你需要给孩子足够的呵护，不时地与他搂搂抱抱，尤其是在睡前（不要跳过睡前活动哦）和第二天刚醒来时，更是要好好花些时间表达你对他的爱。

只要方法温和周到，并保持充分的耐心，改变就不会困难，功到自然成。

你和孩子属于哪一种睡眠情况？

既然决心已定，那就立马开始，首先，给自己设立一个目标。

这不是一件强制你在一周内完成的紧急任务，如没有其他特殊事项，将最后达标日设在一两个月之后或者更长可以缓解你的压力。改变的节奏越缓和，效果就越持久，而且孩子不但可以安心在自己的床上睡觉，还能感到满满的爱。若你的目标不清晰，那么，就像我之前所说的，计划的达成就会无限延期。

另外，你需要明白改变也并非绝对。基于孩子对你依赖程度的轻重，明确自己家庭的真实情况，再相应地找到解决方法。下面列举了一些常见情况，看看你们属于哪一类。

☐ 不论白天小睡还是夜间睡眠，孩子都和父母睡在一张床上。

☐ 孩子一个人白天小睡，但晚上和父母一起睡觉。

☐ 孩子在自己的床上睡觉，但半夜常常会爬到父母的床上。

☐ 孩子在父母的床上睡着后，再被悄悄抱回至自己的床上。

☐ 孩子在自己的房间乖乖睡觉，但一大清早就会到父母的床边亲热。

☐ 孩子和父母在一个房间里睡觉，但是睡在单独的婴儿床或儿童床上。

☐ 多数情况下，孩子睡在自己的床上。但如果他生病、做噩梦、出去旅游或有其他特殊情况，他会和父母一起睡。

如何让孩子学会一个人睡觉?

如何让孩子学会一个人睡觉呢？接下来，我会列出一系列方法。这些方法经过了许多家庭的亲身实践后证明确实有效。仔细浏览一遍，择其一二即可。或确定一个中心思想，自行调整，制订你们的专属方法。

接着，把这些方法写下来，每晚按时进行。万事开头难，和大人同睡的习惯已伴随孩子多年，在他的生活中占有极其重要的影响，挑战必然很大。因此，不要急于评断效果，耐心地观察一两个星期。

一些孩子会自愿地接受一个人睡觉的事实，还有一些孩子会尽全力维持原状。无论怎样，你要采取温和的过渡法。通常，孩子在最初多少都会有些抵触情绪，但是别担心，只要方法正确，你终会获得你所期盼的效果。

我再重复一遍。方法很多，你不必一一尝试。根据你们的实际情况，选择适合的就好。另外，如果配合使用书里介绍的其他窍门，整个计划就会更全面，更益于快速达成最终的目标。

方法1 从“在你的床边放一张小床”开始

你不能奢望孩子瞬间学会一个人睡觉，也不一定非要在他的卧室里放上一张单人床。一些父母发现，慢慢地将孩子移至他自己的床上睡觉，过程相对更为容易。如果可以，试着分段逐步进行。

首先，在你的床边放置一张小床（可以是婴儿床、儿童床、床垫或蒲团），刚开始就紧挨着你的床放着，再点缀一些有趣的、五颜六色的装饰物，给孩子一条专属他的小毛毯等。总之想尽办法，让这块区域看起来与众不同，比你的床更吸引人。每次睡觉的时候，把他引到这里。如果他一直喜欢贴着你蜷缩着睡，那你就过去和他亲亲抱抱，直到他舒适放松后再离开。在孩子完全适应一个人睡觉之前，你要时时留意他的反应。

差不多一个星期以后，孩子已经习惯了他的新床时，你再把他的床推远一点。你还是可以哄他入睡，但自己要保持清醒。就这样，一步一步，将孩子的床最终移至他自己的房间。刚开始时，孩子不可能会坦然接受这一改变，你可以细读一遍第106页“非要陪着才能入睡：‘妈妈，别走！’”这一章的内容。

方法2 设定一些条件，允许孩子爬上你的床

你可以专门设定一段时间，允许孩子爬上你的床，和你一起睡觉。比如，利用阳光作为前提条件——“外面天亮了，你就可以来我们的床上”。或者设置闹铃，等到特定的时间播放白噪音或者轻松愉悦的音乐，告诉孩子这时才能来找你。还有一些家庭计划可供借鉴，如在周末大家可以肆无忌惮地亲密，但是工作日的晚上必须乖乖睡在自己的床上。

方法3 让孩子自己选择睡的地方

让孩子参与到你的计划中来，成为真正的一分子。这个方法虽然有点非主流，但却特别有用。告诉他你想要改变的原因以及你的具体打算。事先与他做好充分的交流有助于计划的落实。沟通尽量清晰明了。例如，你可以这么说：“妈妈晚上总是醒来，要是你能整晚乖乖地睡在自己的床上，那就好了。我可以陪着你，给你讲故事、按摩，然后我再回我的床上睡觉。等到第二天我们醒来后再抱抱，好吗？”

这方法并不神奇，见效速度也不快，但可以让孩子实实在在地加入进来。一些孩子能很好地给你反馈，他们对你的期望一清二楚，而且非常愿意帮助你。你也可以给孩子一部分决定权，让他自主选择。例如，问问孩子是愿意睡在你房间的地板上还是睡在他自己的床上。半夜醒来后也可以使用同样的方法，诸如允许他睡在你床边的睡袋里。一旦他和你站在同一战线，他就更乐于接受改变了。

方法4 问问孩子为什么不想一个人睡

对于大多数孩子来说，他们不愿意一个人睡觉是因为内心隐隐的不安。还有一些孩子则更为严重，独自睡觉会让他们产生从未有过的恐惧。

仔细聆听孩子的心声：他害怕夜晚独处一室吗？他是不是以为屋内有怪兽？他担心你不能及时出现在他的面前吗？他从噩梦中醒来后，是不是没有人陪在他的身边？他是否为弟弟妹妹的诞生或搬入新家而焦虑等等？第一时间找到潜藏于孩子心中的障碍物，一一清扫干净，再教他如何一个人睡觉就会轻松许多。（如何解决夜间恐惧，详见第193页；如何解决噩梦问题，详见第172页；如何应对生活中的突发事件，详见第286页。）

方法5 重新装饰孩子的卧室

孩子如果有一间自己的卧室，他可以在里面尽情玩耍、休息或者看电视。但要是他经常睡在你的床上，自然就不会重视自己的空间，更别提在那里睡觉了。你需要重新装饰一番他的卧室，让卧室成为他睡觉的专属地盘。如果孩子大到已有明确独立的想法，你也不妨邀请他一起动手改造，让他自行选择新的寝具、窗帘、装饰品和夜灯。你也可以在新房间里加入有趣的点缀，挂上一串串蓝绿色的圣诞灯泡，或在天花板上贴满会发夜光的小星星。

谁说孩子的卧室必须是传统风格？尽情发挥你的创造力，跳出固有的思维模式吧！别忘了听听孩子的意见，他的热情参与，会使他更乐于在自己的房间里睡觉哟！孩子的卧室可以是小熊的家、鸟巢、兔子洞、猴子的树屋、恐龙的洞穴、车库或飞机舱。如果孩子最近特别喜欢一个动物或一只玩具，你可以以它为主题装饰房间。切记，要将床作为设计的中心要点。你也不必特地花一大笔钱，一些简单的材料——纸箱、建筑用纸和零碎布片就可以轻松改造，还可以充分开发孩子的想象力，何乐而不为呢?

如果你打算为孩子购置一张新床，而且他已满六岁，可以考虑尝试一下双层床（婴幼儿不建议使用，过于危险）。多数孩子对双层床情有独钟，非常喜欢在上面睡觉。另外，确保你所购买的床符合安全标准（详见第308页）。鉴于孩子也许会在半夜下床来找你或上厕所，那么第一步请务必在两边安装防护栏，做好安全措施。

如果孩子刚刚开始学着独立睡觉，最好的选择就是放一张床垫在地板上，让他直接睡在上面。这既简单又安全，既不会像睡在双层床那样不小心滚落下床，但又可以让孩子行动自如。你也可以在周边竖起护栏，比如软软的长垫，让它看起来像个温馨的小窝。

一切准备好后，开始实施你们的睡眠计划。每当到了要睡觉的时候，你就陪着孩子躺在他的新床上，并表现出兴奋的模样。头两个星期，你都可以这样做，给他足够的安全感。然后，慢慢地拉开距离，诸如在他昏昏欲睡的时候，偶尔起身在屋内闲逛，或挨着他的床边静静坐着（更多方法，可参考第106页“非要陪着才能入睡：‘妈妈，别走！’”）。

方法6 在孩子熟睡后把他抱回房间

如果你的孩子还小，可以试试这个方法。起先如往常一样，让他睡在你的床上。直到他完全熟睡过去，再轻轻地抱回他的房间，放在他的婴儿床上（对大一点的孩子来说，这个方法可能不适用。

他们太重了你抱不动。他们太容易惊醒过来。他们会一眼看穿你的小把戏，接着更加不愿乖乖睡觉了）。另外，我还介绍过一个稍微不那么“小聪明”的方法，可以参考第189页的“橡皮筋回弹法”。

打开婴儿监护器，这样孩子一醒来，你就能快速出现在他的面前。当他醒来后，你可以坐在椅子上或床上哺乳，或者用你惯常的方法安抚他，等他再睡意朦胧时，把他抱回到他自己的床上。

你若打算使用这个方法，那就得做好来来回回跑上好几遍的心理准备。其实比起与另一个人同睡一张床，大多数孩子一个人倒可以睡得更安稳更持久，因为和人同睡有太多动静了（虽然一些孩子还是会常常起床寻找爸妈）。为此，你可以设定一个时间，在这之后，你就可以不采取措施。例如，孩子在凌晨三点以前醒来，你都要把他抱回到他自己的床上睡觉。但是他若在这之后醒来，你就可以把他留在身边，这样不至于你整晚都没有睡。

和书中所有方法一样，这个方法同样不做硬性规定。你可以连着几个星期试试看，你们可以按照你们自己的节奏来，不用太匆忙（当然，如果你希望孩子能够快速改变，你也可以严格按照计划实行，按部就班。总之，你说了算）。

这个方法的关键在于你得首先让孩子不抗拒他的床。白天，你可以多花一些时间和他在床上玩耍，或在床上和他一起阅读，拉近他与床之间的距离。这样，即便他半夜醒来，也不至于觉得陌生而不安。

方法7 先让孩子一个人白天小睡

如果孩子从未尝试过一个人睡觉，那么你可以先试着从白天小睡开始慢慢训练他。先进行一些愉悦放松的睡前活动，播放白噪音、柔和的音乐或有声读物。一旦他能够安然地白天小睡，再使用同样的方法或综合其他我所介绍的方法，进一步引导他晚上独自睡觉。

方法8 给孩子制订新的睡前活动

孩子更倾向于安于现状。如果你在一个地方带着他完成了睡前活动的整个流程，却突然在结尾时带他去了另外一个地方，他一定会觉得不好受——原本一切都按计划进行，他也渐渐产生睡意，可是，意想不到的是他要在一个新地方睡觉。因此，为了避免孩子的不满和抵抗，你首先得制订新的睡前活动。

为了让孩子更容易接受新的安排，你可以将每一步详细写在画报上，每完成一步，就带着孩子读一遍（详见第99页）。

方法9 先在他的床边陪他一会儿

在把孩子从你的床上移至他的床上后，为了不让一切显得太突兀，你可以先陪在他的身边待一会儿。等到他逐渐放松下来后，再试试“我马上回来”这个小技能。把他安顿好后，告诉他：“我马上回来。”然后起身离开一小会儿，诸如上个厕所，喝一杯水，去穿上袜子或关窗户，每晚重复这么做，慢慢延长每次离开的时间，直到他安静地等着你，慢慢睡着。这时，你就大功告成了，直接告诉他：“我会回来的。”

如果你的孩子属于整晚不醒的乖宝宝类型，那么你先陪他睡一会儿，就可以回到自己的房间了。但是你得开着房门，以防他半夜突然醒来。如果真发生这种情况，你可以：

☐ 直接让他和你一起睡。

☐ 紧挨着床边放好一张床垫、蒲团或睡袋，让他睡在那里。

☐ 你抱着他或牵着他回到他自己的房间。

别忘了要告诉孩子你只不过是稍稍离开一会儿，他也可以随时来找你，这样他独处一室时就不会感到太害怕。

方法10 让孩子口头叫你，而不是亲自来找你

如果你不希望孩子半夜频繁地找你，那就别鼓励他过来找你。相反，你可以定下一些规矩，比如允许他口头呼叫你，或给他一只小铃铛，更方便的方法是安装一个双向婴儿监护器，在需要的时候叫唤你。一旦他这么做了，你需要立即出现在他的面前，安抚他继续睡觉。要是他依旧下床走到你的身边，那就抱他回到自己的房间，用温和的哄睡法安抚他，并提醒他不用过来找你，你会去找他。让孩子知道，只要他有所需要，你就一定会出现，这会让他心里非常踏实。循环往复几次，孩子就能乖乖独自睡觉了！

方法11 给孩子一个“睡眠小伙伴”

孩子习惯了睡觉时有人陪伴，独处一室时就会觉得心里万分孤单。这时，你可以准备一些他所喜欢的毛绒玩具放在床边。这些小伙伴的陪伴无疑会给他满满的安全感，甚至会到早晨，他也依旧爱不释手。

声音也是一个不错的陪伴。为孩子准备一个小巧的音乐盒，打开时会播放动听的旋律。或者用收音机、CD机播放柔和的音乐、白噪音、有声读物，甚至是你和爱人的歌唱和故事录音。教会孩子如何使用，告诉他只要感到孤单时，就可以按下播放按钮。

如果这些无生命的陪伴依旧不足以抚慰孩子的心灵，你可以在他的房间里养一些小宠物，诸如小乌龟、小鱼。告诉他，它们会在夜间陪伴着他。这个方法非常有效！另外，出于安全考虑，不建议在孩子的房间里养小猫小狗以及会发声的动物，诸如仓鼠，它们在夜里会发出“窸窸窣窣”的声音，让人不得安宁。

方法12 把孩子的卧室改造成露营地

对于大一点的孩子来说，如果你的家中有个小帐篷，并且孩子也愿意在家里露营，这不失为一个有趣的睡眠空间。里面备好睡袋、手电筒和三两只毛绒玩具，我敢保证，孩子一定巴不得立马睡在里面！你也可以将他的卧室改造成一片露营地，搭好帐篷后，直接把床垫等寝具移至里面。当然安全第一，请确保没有任何危险的绳索、挂钩。打开帐篷上的小窗户，时时检查里面的温度，注意不能太热哦。

方法13 为孩子举行一个隆重的仪式

一些孩子行事高调，他们希望有个特殊隆重的仪式，以此纪念自己独自睡觉的那一天。那一天可以选在他生日，或者其他重要的日子。总之，你要为他举办一个大派对，粉饰一番场面，准备好庆祝的大蛋糕，而礼物最好是与睡眠相关的——可以是一条毛毯、一只枕套或一只泰迪熊。

还有一些孩子甚至都不愿面对这恼人的改变，你要是提起这个日子，他很可能会大哭大闹。对于这类孩子，最好的方法就是闭口不提，直接用行动一步步引导他学会独自睡觉，就算万事大吉了。

方法14 孩子能一个人睡了，就给他奖励

一提到圣诞老人和牙仙子，孩子就会兴高采烈。既然如此，何不邀请其中一位虚构的人物来助你一臂之力呢？

首先，去玩具商店里购置三十份小奖品，可以包括塑料玩具、贴纸、玩具车、儿童书籍等等，并将它们一一包装好。

然后，告诉孩子只要他能够做到整晚睡在自己的床上不吵不闹，第二天一早，小天使就会在他的房门口准备一份惊喜。等到一天天过去，三十份礼物一一拆开后，孩子的新习惯也早已顺利养成了。这时，你再告诉孩子小天使要去帮助别的小朋友，教他们如何乖乖睡觉了。若孩子故态复萌，你可以将这个方法从头再来一遍。

起先，我给这个方法命名为“天使夸你做得棒”，但是我的女儿瓦尼萨提议“早晨的小天使”更好。当然你也可以自由发挥。

方法15 安排孩子们睡在一起

如果你不止有一个孩子，那就让他们睡在一个房间吧，这个方法百试百灵。即便有小部分孩子不愿与哥哥姐姐同睡，但绝大多数孩子都会喜欢的，就算长大到上了小学，他们依旧很乐意这样做。出于安全考虑，可以等到孩子满十八个月后，再安排他与哥哥姐姐一块儿睡。不过，你也可以根据孩子的具体情况另作调整。

许多父母表示，孩子们睡在一起能够减少他们日常矛盾的发生，增进彼此之间的感情。对此我深信不疑。我的四个孩子就是如此。我从一开始就额外为他们准备了一间共同的“睡眠室”。这个房间成为了孩子们睡觉的聚集地，我根本记不清每天早上打开房门后，到底是几个人抱在一起酣睡。即便到现在，偶尔我也会发现我那五岁的儿子和他已是青少年的哥哥睡在一起，这画面别提有多温馨了。

孩子们若共睡一屋，他们总会趁你不注意的时候，心血来潮在屋内玩耍。因此，请确保房间里足够安全，避免意外的发生。

孩子们睡在一起是一举两得的事，不但你可以睡得安稳，他们彼此也能有个依靠。如果他们偶尔调皮捣蛋，你也可以站在房门口以示提醒，让他们不要整晚窃窃私语。虽然有些父母认为孩子们这般亲密并无大碍，但你总不希望深更半夜时听到他们欢呼雀跃吧。

如果没有单独的一个大房间给兄弟姐妹们一起睡，而是孩子们都有各自的卧室，你也可以让他们自行选择今晚愿意睡在谁的房间，让谁做一回招待大家的小主人。

坚持使用这个方法一段时间以后，不知不觉，你便发现孩子们开始分开睡觉了。从一开始的一两晚，到最后统一乖乖准时睡在自己的床上，变化是这般顺其自然。即便如此，偶尔孩子们依旧会爬上兄弟姐妹的床上，分享各自心中的小秘密。

具体还可以参考“半夜找妈妈：喜欢赖在父母身边，怎么办？”（第182页）和“非要陪着才能入睡：‘妈妈，别走！’”（第106页）。

14.从婴儿床到儿童床：如何平稳过渡？

我们如何知道何时应该将孩子从婴儿床移至普通的儿童床呢？我们该选择什么样的儿童床呢？这之间该如何安稳过渡呢？

孩子从婴儿床转到儿童床上，于他于你，都是一件里程碑事件，它标志着孩子从婴儿时期正式步入儿童时期。何时改变，这因人而异。通常，在你翻阅家庭相簿时，你会发现在孩子一至三岁期间的照片里，背景处会默默多出一张儿童床。没错，他告别婴儿床了。这个过程需要你的耐心引导，让孩子平和地接受、适应，尽可能将不愉快降到最低。

如何判断孩子是否需要从婴儿床转到儿童床？

如果孩子在婴儿床里睡得好好的，那最好再等一段时间，不要急着给孩子换床，免得把事情搞得一团糟！因为比起睡在婴儿床上，孩子在儿童床上会有更多自由。也就是说，你会面临更多棘手的挑战，诸如“溜溜球”综合征（上床，下床，上床，没完没了……）或过早醒来在屋里闲逛。判断孩子何时应该告别婴儿床，可以从以下征兆中作决定：

征兆1 孩子手脚变得更灵活，学会了攀爬。这样只会更危险，因为这大大增加了他爬出婴儿床摔倒下来的可能性！如果他已尝试多次翻下床，那么没有什么理由比这更有说服力，是时候将他移至儿童床上了。太多孩子因此受伤。在这之前你可以试着将婴儿床调低，四周做好防护措施，垫好毛绒玩具和缓冲垫。专家们建议当孩子身高长到86~92厘米之间，或护栏只有他身高的四分之三（大约正好齐胸）时，那么孩子就不适合睡婴儿床了。其实，与其看着孩子慢慢长大，犹豫着他是否已经会爬出婴儿床了，不如早点行动起来。

征兆2 孩子越长越大，手脚经常超出护栏外，那么这个空间对他来说已经太小太难受了。如果你的孩子属于这个情况，先别急着改变。你也许会以为他睡得很不舒服，但是许多孩子却难以割舍他的小窝，享受着蜷缩在里面的安全感。你可以默默地在房间里再放一张儿童床，观察孩子的反应，或直接问他是否愿意睡到大一点的床上去。

征兆3 孩子主动提出要换床。通常，这种情况多见于家中有哥哥姐姐的孩子身上，他想和他们一样拥有一张属于自己的儿童床。如果孩子向你提出这个要求，你也觉得他有能力这么做时，那就放手一试吧。如果你对他的请求置之不理，那可能真是错过了一个千载难逢的大好机会啦！

征兆4 孩子正在学习如何上厕所，并且你希望他可以随时下床如厕。即便白天孩子频繁地上厕所，也难以保证夜间他不想如厕。当然，他完全可以穿好纸尿布或一次性训练裤睡觉，不用强迫孩子立马学会半夜自己上厕所（详见第214页“尿床：孩子那么大了，居然还尿床！”）。不过，要是孩子半夜呼叫你，想要起身上厕所，这时候你就可以告诉他睡了儿童床就可以随时自由下床了。

征兆5 弟弟妹妹眼看要出生了，你希望孩子能将婴儿床拱手相让。这也是常见的原因之一。虽说这想法很正常，但执行起来需小心谨慎，因为对于孩子来说，新生儿的诞生会让他们百感交集。如果孩子非常喜欢他的婴儿床，那么强行要求他让出小床只会让他伤心欲绝。这种情况下，我建议你最好专门为新生儿买一个摇篮、可折叠型轻便婴儿床或一个新的婴儿床，让孩子慢慢适应这个重大的转变。

如果你认为时机成熟，那在弟弟妹妹出生前的两个月甚至更早前就可以着手改变。你可以将婴儿床拆了，在储藏室里藏个几个星期，然后用新的缓冲垫、床上用品等将旧婴儿床重新装饰一番，这样孩子就认不出这是自己的床了，也不觉得别人占有了他的东西。

从婴儿床转到儿童床之前，要做哪些准备？

如果你下定决心改变，请在开始前认真思考一下：有没有别的事情或转折紧接着要发生，如日托班培训、断奶、坐便训练、外出度假、搬家、离婚等等？尽量避免与它们同时进行。等到一切恢复正常后，再将孩子移出婴儿床。

孩子的性格也是你应该考虑的重要因素之一。他通常如何处理生活中的各种变化？面对新挑战、新玩具或新事物，他又作何反应？面对惊喜或精心策划的活动，他是否会采取更好的态度回应？了解孩子的内心，有助于计划的稳妥进行。

最后，床的种类、摆放位置、何时移开婴儿床、如何选择床上用品等等，这些细枝末节你都不能掉以轻心。

无论何时开始改变，或者你给孩子换的是什么床，请仔细阅读第308页的“孩子睡觉时，应做好哪些安全防护措施？”，确保孩子在一个安全舒适的环境下睡觉。床要足够坚实，卧室要做好充分的防护措施，让孩子无论如何探索都不会有危险。

家长真实案例

凯勒拿着他的玩具工具箱，加入到拆卸婴儿床的工程中来。他主动帮我们把床垫移到新的儿童床上，连同他的毛绒玩具、毛毯一起“搬家”。我们告诉他这张新床只是改头换面了一番，其实就是他以前的那张床。

——妈妈玛雅，儿子凯勒两岁

孩子应该睡在哪种床上？

给孩子睡觉的床选择有很多，以下几种较为典型：

1.儿童床 市面上可供选择的儿童床种类繁多，你也可以直接将婴儿床改造成儿童床。儿童床体积小，离地距离短，专为1~5岁的孩童设计。它的所有配件都是儿童的尺寸，包括床垫也是。床的四周通常都有内置的护栏。还有些是特殊款式的，孩子仿佛睡在车里、城堡里、船上或火车上。再不情愿的孩子，碰上这些新鲜玩意儿，都会愿意睡在里面。当然，这种床也存在隐患。它的护栏通常会比较短小，因此你需要再加固一圈，保障孩子的安全。随着孩子的成长，根据需要你可以再购买一只大一点的儿童床。

2.常规床 一张舒适的床垫、一张弹簧床垫再加上一个床架，一张常规床就完成了。若你打算直接从婴儿床移至常规床，请确保四周做好充分的安全防护措施，以防孩子从床上摔下。你可以用加长版的组件或软垫加以巩固。一开始你可以采取双重保护，在床的周围垫上泡沫塑料或折叠好的毛毯，以防孩子攀爬或摔倒，同时也给他足够的安全感。

通常，许多父母会选择加大尺寸的床，以便睡前活动时一起与孩子阅读，也为兄弟姐妹同睡预留足够的空间。

你也可以把婴儿床上的安全杠加固在常规床的床头板上，这有利于孩子在一个熟悉的环境下睡觉。

在你挑选床的时候，也请务必仔细挑选床垫。虽然孩子没有大人们挑剔，但是一个舒服的支撑面对于良好睡眠还是至关重要的。

3.在地板上放一张床垫或蒲团 对于刚刚告别婴儿床的孩子来说，这无疑是最佳选择。他不但可以体验儿童床的大小，随意上下床，还不存在摔下来的危险。床垫的尺寸最好稍大一些，这样就有足够的空间陪孩子一块儿睡前阅读，早晨醒来后又能好好地拥抱一会儿。

在地上放床垫的好处是普通的床垫摇身一变成了蹦床。（哦！我到现在都非常喜欢蹦床！）当然，弹簧床一定要远离窗户或家具尖锐的边缘。

4.双层床 首先，六岁以下的孩子睡在双层床的上铺很不安全，因此，请确保孩子六岁之后再为其添置一张双层床。即便你只是先买了床，并不打算立马让孩子睡在上面，可是他早就想试试啦。没过多久，你就发现他在上面玩耍，搅得睡前活动一片混乱。

你需要挑选上铺外圈设有长护栏的双层床，或自己动手加工一下（可查阅相关教材，一般织物长垫是较好的材料）。你也可以挑选那些有简易爬梯的双层床，最好在购买之前观察一下他是否已具有爬梯的能力。

你还可以选择下铺是双人床、上铺是单人床的那种类型，以便你躺在他的身边哄他入睡、讲故事或早晨和他亲密拥抱。这也为他的兄弟姐妹、小伙伴预留了空间。最后还可以花点小心思，在上铺的底部贴上会发夜光的小星星，让孩子不再怕黑。

双层床需要考虑的安全问题太多，详见第313页，查看双层床的安全防护措施有哪些。

如何把孩子从婴儿床转到儿童床呢?

改变的方法比比皆是，你需要根据孩子的性格、卧室的大小和布局以及你内心的真实意愿，最终决定最适合你们的方法。

无论你的选择是什么，请保持足够的耐心、包容，让整个过程平和而有趣。有时，孩子会在一夜之间突然长大，变得听话懂事，欣然接受改变，却又在之后变得不愿尝试。此外，依旧不可跳过睡前活动，让睡前活动使孩子与新床建立友好的关系，为他日后的良好睡眠打下基础。

你可以从这几个方面着手：

①换床前，为孩子营造欢乐的气氛

有些孩子热衷于像模像样地做事，他们愿意与你一同挑选新床、床上用品，再一起组装起来。你也可以为孩子举行个隆重的派对，纪念他的“儿童床日”。好好布置一下房间，准备一些与睡眠有关的礼物，并拍照留念。无论前面做得如何充分，孩子又有多兴奋，当真正要睡到儿童床时，他也许会突然感到有一点紧张。因此，你需要给他额外的关爱和照顾，不要期望他能够一夜之间欣然接受这个转变，一切要从长计议。

②一点小改造，婴儿床就变成儿童床

将上一个方法稍作调整，拿出婴儿床上的床垫，将其单独放在婴儿床原来的位置。这样一来，孩子的视野就和以往一样了，睡在上面也会有安全感。在床垫周围也可设置一些临时的护栏，摆上曾经的寝具和毛绒玩具，总之，要让孩子觉得一切并未改变。这是从婴儿床到儿童床转变的中间一小步，一旦孩子熟悉了床垫，你再换一个稍大一些的床垫。然后，再悄悄加上弹簧底座，最后，架好床架。就这样，孩子在不知不觉中睡在了儿童床上。除非你确信孩子不会摔下床来，不然请一定在四周牢牢立好护栏，防患于未然。

③在婴儿床边放一张儿童床，让孩子慢慢适应

在重大改变上，多数孩子都不能做出良好的回应。通常，你期望太高，最后却在中途反反复复地折腾。孩子们更倾向于事情慢慢发展，每次尝试一小步，就像他学习游泳一样，一开始试探性地伸伸脚趾头，然后再放入整只脚，接着连腿一并浸入，最后勇敢地跳入水里。

如果你的孩子属于这种循序渐进型，那么就紧挨着婴儿床，放上一张新的儿童床。让孩子在上面自由玩耍，再慢慢观察他是否愿意在上面白天小睡。睡前，你可以试着在新床上给他讲故事或按摩。不知不觉，孩子就会对新床不再陌生。最后待时机成熟，你建议他在新床上睡一整晚，看他的反应如何。如果他欣然接受，那就再好不过。如果他仍感到勉强，那就再等几个星期后再试。

④在孩子外出的时候把婴儿床换成儿童床

如果孩子对哥哥姐姐的、小伙伴的儿童床垂涎已久，那给他一张属于他自己的新床，他一定会激动不已。你可以为他制造一个小惊喜。孩子外出游玩或去看望爷爷奶奶时，你将新床摆放在原来婴儿床的位置。在床上摆放一些新的床上用品，还有他以前喜欢的旧玩具和毛毯。对于一些孩子而言，他们的思维很简单，只要看不见就不会想念，孩子就能很快地融入到新的环境中。但是，还有一些孩子可能会不知所措，一个接着一个的睡眠问题会相继产生，你不得不深更半夜把婴儿床再拿出来，重新组装。

孩子讨厌新床怎么办?

教育孩子从来就不是一件容易的事。在孩子的成长过程中，你会做出大大小小无数个决定，但却永远无法预知结果。有时，看上去正确的选择结果却非常糟糕。你需要重新审视孩子的真实情况，三思而后行。孩子的睡眠亦是这般反复无常，各种问题层出不穷，父母必须在孩子的早期教育中一一攻克难关。如果你引导孩子在儿童床上睡觉，正当一切风平浪静之时，孩子突然开始在半夜频繁醒来，难以入睡，哭着要他原来的婴儿床，那请不要犹豫，让他回到他熟悉的环境里获得安慰。这并不代表计划就此失败，只是孩子还未做好心理准备而已，他需要更多的时间去适应。如果你原本打算让新来的弟弟妹妹睡在孩子的婴儿床里，你也只好再购买新的摇篮或婴儿床了，耐心等待下一次的尝试。

孩子换床后有“溜溜球”综合征怎么办？

孩子习惯了身处熟悉的环境里，睡在熟悉的床上，这让他充满安全感。你若硬生生地提出换一张新床，即便他本可以睡新床，他也一定不情不愿。为了避免发生这种情况，在刚换到新床上时，你需要每天按时完成充分的睡前活动，将他抱在怀里，让他心存幻想，以为会回到旧床上。睡前活动至少持续十五分钟以上，安静地一边和他一起阅读，一边轻抚他的背，或给他讲个有趣的小故事。最后，一定要在孩子昏昏欲睡或完全睡熟了再轻轻离开。

如果孩子下床游荡，你要及时制止他，告诉他应该回到床上，然后你牵着他的手带他回去。只需重复几遍，孩子就会明白你的意图，每次道完晚安后就乖乖躺在床上。

如果你经过几次尝试后，发现效果仍不尽如人意，你可以仔细阅读第91页的“每晚上演睡眠大战：‘我不想睡觉！’”和第182页的“半夜找妈妈：喜欢赖在父母身边，怎么办？”。

即便你的计划再周密，新的睡眠问题还是有时会出其不意。有些是在改变进程中慢慢浮现，有些则骤然而至。孩子的睡眠问题出现的时候，不要慌张，逐个分析、解决，这是为人父母必须要做的。

只要你有耐心，充分地包容、体谅孩子，按着他的节奏慢慢改变，你就会迎来他成长过程中不可思议的从婴儿到儿童期的蜕变。

15.整天黏人：孩子是不是有分离焦虑症？

我的女儿十六个月大，她睡觉一直都很乖，但最近不知怎么回事，突然变了。只要我一离开房间，她就会惊恐不安。她缠着我，怎么也不让我走。半夜，她也会醒来，大哭大闹，直到我过去陪在她的身边才能安静下来。现在，她一整天都黏着我。她是不是有分离焦虑症？

如果你家的情况与此类似，八九不离十，孩子的确有分离焦虑症。这个情况在儿童时期非常普遍，几乎所有的孩子都有过这种经历，尤其发生于1～3岁之间。每个孩子的反应也各有不同。一些孩子会表现得更激烈，一些孩子持续的时间会更久。许多孩子会因为这种恐惧引发一系列新的睡眠问题。儿童睡眠觉醒障碍实验室的艾维·萨德博士（Dr. Avi Sadeh）曾在他的《像婴儿一样睡觉》（*Sleeping Like a Baby*）一书中，有过详细的阐述："在儿童早期阶段，分离焦虑症会引发各种睡眠障碍。例如，只要睡前活动一开始，孩子就会百般抗拒睡觉。孩子之所以拒绝躺下乖乖睡觉，正是因为他不希望你离开，或害怕做噩梦，怕黑，怕独处一室。"

孩子有分离焦虑症，要紧吗？

分离焦虑症是孩子对你依赖的一种正常表现，意味着他与你在一起感到舒心、愉悦并充满安全感。同时，这也表示孩子的智力正在发育（也就是说，他很聪明！）。他意识到可以通过情绪传达出自己的内心需求，而不必强迫自己接受令他感到不适的环境。但是他并不知道你还会再回到他的身边，只知道与你在一起时最安全、最快乐。因此，如果你站在一个弱者的角度来看，他的焦虑和抗拒都情有可原。换句话说，不管从生理上还是心理上而言，你都是他的强大支柱。只要他的智力发展到足够成熟，就会意识到只要依附于你，他就能安然生存。

当然，这段插曲终究会过去。慢慢地，孩子自然就知道他只不过与你在夜晚暂时分别，第二天一早你就会回到他的身边，在这期间，一切都安好无事。这个认识建立在彼此的信任之上，而这也是需要你们花时间与精力慢慢培养的。

为什么分离焦虑症会影响睡眠？

仔细想想，一天之中，你和孩子的最长一次分别就属晚上睡觉的这段时间了，要长达10～12小时之久。其间，孩子会突然醒来，当他睁开双眼，发现自己孤零零地躺在床上，心里有多么害怕啊！由于每晚都是如此，久而久之，孩子一到睡眠时间，就会哭闹不止，不愿睡觉。

如何判断孩子是否有分离焦虑症?

要想判断孩子是否有分离焦虑症其实很简单，通常会有如下几个典型的表现：

- 变得黏人；
- 没有父母陪在身边，他根本不愿睡觉；
- 父母一离开他的视线就大哭大闹；
- 特别依赖爸爸或妈妈，到了睡觉的时候，越发黏他/她；
- 害怕接触陌生人及陌生的环境；
- 半夜醒来后哭着喊爸爸妈妈；
- 在父母的怀里能很快入睡；

如何减轻孩子的分离焦虑症?

如何减轻孩子的分离焦虑症呢？其实随着孩子慢慢长大，分离焦虑症也会逐渐消失。不过，你也可以使用一些积极正面的方法，帮助他早日摆脱这个困扰。合理运用下面这些小贴士，将有利于孩子的心智成熟，以便更好地处理与父母分开的问题：

方法1 就让孩子展现其最纯真原始的一面吧。他对你的亲近、依赖是非常自然、美妙的表现。你终日不辞辛苦的付出换来了孩子对你深深的依恋，身为父母，你也一定很高兴吧。

方法2 当他半夜或早晨醒来时，只要孩子有所需要，不要顾虑太多，好好地宠爱他、呵护他。你给他越多的陪伴与爱，他就越早摆脱内心的不安全感。

方法3 尽量减少与孩子的分离次数，尤其是在睡前。最好从现在开始就尽量避免在睡前离开孩子。不久，他就会度过这个难熬的阶段，长大很多。多数孩子在三岁之后，就能完全摆脱分离焦虑症，还有一部分孩子到五岁时也能顺利告别昔日情形。

方法4 试着离开孩子一小会儿，训练他慢慢适应。当睡前活动进行到一半，或在他躺在床上后，你起身离开去隔壁房间做些别的事，吹吹口哨、哼哼小曲、和他说话，让他知道即便看不到你，你依旧在他的身边。

方法5 就算你一心要走，不管是去另外一个房间透气还是回房间睡觉，千万别偷偷摸摸地离开他。偷偷地离开他看起来似乎会让事情变得很简单，不至于孩子哭哭啼啼地和你说晚安，却会在他的幼小心灵里埋下了一个惴惴不安的种子，从此担心你会随时不辞而别。

方法6 把你的安排告诉孩子。如果你晚上外出另有计划，托家里老人照顾他，就让孩子知道你要去哪儿、去干什么，晚上何时回来。你不要期望孩子在你不在的时候能够乖乖睡觉，事先告诉老人孩子的睡眠情况，让她做好充分的准备，等到你回来再安顿他。比起让爷爷奶奶对付一个大哭大闹不愿睡觉的孩子，偶尔晚睡一会儿明显更轻松一些。

方法7 当你离开的时候，请保持一个积极乐观的态度。如果你晚上出门工作或参加聚会，记得离开前给孩子一个大大的微笑。他会感受到你愉悦的情绪，要是你有紧张的情绪，他也会跟着紧张。你的自信能够帮助他削弱内心的恐惧。

方法8 托熟悉的人照顾孩子。如果你必须外出办事，特别是在睡前，最好托熟悉的人照顾孩子。如果不得已是陌生人接班，你们三人可以事先安排几次见面，熟悉一下。

方法9 确保每一个照顾孩子睡觉的人对他的睡前活动一清二楚。事先写下具体步骤方便每次查阅。规律的睡前活动能给孩子安全感，舒适放松感，有效减少他内心的焦虑。

方法10 白天，当孩子主动离开你去另外一个房间玩耍时，你不必紧随其后。静静地聆听，偷偷地观察，确保他的人身安全，让他自由地去探索周围的世界。这能帮助他树立起自信心，不畏惧与你分开。

方法11 帮助孩子建立与毛毯、毛绒玩具的亲密关系，这些东西能在睡觉时为他提供安全感，让他感到放松自在。

方法12 不要让孩子过分依赖父母中的某一个人。许多孩子都会经历这个阶段，他们只对一个家长撒娇，特别是当他们感到疲倦的时候，只许一个人哄他睡觉，其他人包括爷爷奶奶、兄弟姐妹、朋友都拿他没有办法。你要让他们明白，这是孩子成长中的必经之路，只需一点时间和耐心，一切终将过去。

方法13 对于想象力丰富的孩子，你可以在睡前活动中加入一些表演元素。当你准备离开前，给孩子一个“迷你妈妈”或“迷你爸爸”，陪他一起睡觉。做法很简单，你只需将手握成茶杯状，假装你在托着什么，告诉孩子这是迷你版的自己。为了达到更逼真的效果，让孩子更信服，你可以问孩子有没有迷你版的他供你带回床上一同安眠。这个方法很有趣，你也可以用它来训练白天的分离焦虑症问题。

16.孩子开始长牙：如何熬过痛苦的夜晚？

我儿子之前睡觉都很好，但是最近突然会半夜频繁醒来，还不停地哭闹。他是不是长牙了？我怎么能够确定就是因为这个问题他才难以入睡呢？我该如何缓解他的疼痛呢？

孩子长牙常常会影响他的睡眠，就像你的牙疼、头疼、背疼、落枕，疼痛感和不适感扰得你难以安眠。但是孩子还太小，不能表达出他的难受，他因此心烦意乱，却不知是由何引起，于是只能大哭大闹。通常，在牙齿长出来之前，这种痛苦会持续很长一段时间，因此也很难定论睡眠问题的产生是否是因为长牙了。

孩子之间的情况也各有不同。有些孩子直到一颗洁白的新牙长出来以前，都不会有明显的外部特征。有些孩子则会牙龈肿痛、发红发紫。他们会不停地咀嚼、哭闹，半夜常常醒来。还有在长上尖牙和臼齿的时候，因为尖牙和臼齿的位置和大小特殊，孩子的感受常常比长其他牙齿时更加感到痛苦不堪。

如何判断孩子长牙了？

孩子长牙伴随着许多明显的外部特征，具体如下：

- 很难入睡，容易惊醒；
- 爱哭闹；
- 流口水；
- 流鼻涕；
- 嘴唇、下巴周围患皮疹；
- 咀嚼玩具或衣物；
- 两颊泛红；
- 不愿吃奶；
- 更加需要吸吮东西；
- 牙龈变色、肿胀；
- 排便比以往稀软；
- 下巴直至耳朵都会感到剧烈的疼痛。

除此以外，父母们表示，长牙偶尔还会伴有低烧、腹泻、呕吐、尿布疹。鉴于这些问题也有可能是孩子患病的征兆，为了孩子的身体健康，建议及时就医。

家长真实案例

在我长久的悉心看护下，马尔科姆的臼齿终于长出来了！其间，我忍受了无数次的哭闹，他的白天小睡时间大幅度缩短，并且常常突然醒来！昨晚，他明显睡得好多了。可怜的小家伙长牙历经千辛万苦，睡眠质量骤降，我非常心疼。为什么孩子不能一生出来就长好一口好牙呢？！

——妈妈安琪莉可，儿子马尔科姆十七个月大

如何缓解孩子的疼痛？

要是孩子开始长牙了，你可以试试这些方法来缓解他的疼痛，进而改善他的睡眠问题。

①准备一条干净、微凉的毛巾，孩子疼痛难耐的时候可以用来让他咬着。

②让孩子咬着橡皮牙环，牙环的温度要适宜，可以是和室温相同或者事先在冰箱里冷藏一会儿，但不能将它冷冻，因为过低的温度会导致牙环碎裂。

③如果孩子平时爱吸奶嘴，可以试着让他含着较凉的奶嘴。

④不时地轻拍孩子的下巴。

⑤给他喝点冷水。

⑥用干净、微湿的手指按摩他的牙龈。

⑦用儿童特制的软毛牙刷清洁他的牙龈。

⑧用苹果汁、橙汁或酸奶做一些冰块。把它们装在小纸杯、玩具形状的容器或制冰格里，在上面插一个塑料小勺当棍子，睡前给孩子吸吮，可以有效缓解疼痛。

⑨在孩子的下巴上适当涂抹上凡士林或温和的药膏。

⑩经常哺乳，孩子得到抚慰的同时也能补充营养。

另外，避免让孩子食用磨牙饼干，这是为稍大一些的孩子吃的。没有牙齿的婴儿或只有零星几颗牙齿的孩子误食后很容易噎住。同理，除非在你严格的看护下，不然也不要给孩子吃较硬的食物，包括胡萝卜块、苹果等。

如果上述方法都没有显著效果的话，药店有售专门舒缓牙疼的药膏，药效非常好（你可以先试着涂抹在自己的嘴唇上，嘴唇会产生出一种刺痛感，伴着一阵微麻）。药膏能够麻痹孩子的舌头和嘴唇，但是由于口水的稀释和孩子的吞咽，止痛的效果并不持久。因此，每次少量使用，最好在医生的指导下正确使用。你还可以学习一些相关知识，请谨慎使用顺势疗法以及乙酰氨基酚、布洛芬等止痛药剂。

导致睡眠问题的原因错综复杂，长牙只是其中一个。要想彻底改善孩子的睡眠质量，你需要综合书中其他章节的内容，一起运用才能获得最好的效果。

17.有特殊需求的孩子：如何给予特殊关照？

睡觉对我女儿来说可谓困难重重。她半夜常醒，会夜惊还会尿床。而且，她还是特殊儿童，这让我处理起来更是焦头烂额。我们应该如何使用书中的方法解决问题呢？

儿童有睡眠问题非常普遍，而特殊儿童有睡眠障碍的可能性更高。通常，父母需要更高强度、更持久的计划才能予以解决。芝加哥儿童纪念医院的主任医生斯蒂芬・谢尔顿博士指出："特殊儿童至少患有一种睡眠障碍。"他进一步解释，特殊儿童常常伴有生理疾病，进一步恶化了睡眠障碍，他们会打鼾、梦游、患有睡眠呼吸暂停综合征、胃食道逆流症、磨牙、夜惊、尿床甚至失眠。一些孩子夜间根本无法安宁，还有一些孩子会突然抽筋、肌肉痉挛。如果孩子正在接受治疗，如胃管喂养或佩戴呼吸机，这些都会影响到他的正常睡眠，他们需要你整晚在旁看护。

建议你咨询专业人士或与遇到相同问题的父母交流，这对解决你的问题非常有益。无论孩子的情况多么特殊，下列方法对多数家庭有用的方法还是可以拿来一试的：

第1步 明确孩子的睡眠问题

花一些时间，仔细填写第一章第17页上的记录，这不仅能帮助你了解孩子目前的睡眠状况，还能从中发现存在哪些问题。你可以以此理清思绪，正确处理。不是所有问题都严重到需要改变，有时需要改变的只是你的观念和包容度。

许多睡眠问题并不是因为孩子的特殊性。例如，在本书的前几章中我曾提到，许多孩子无法自主乖乖睡觉，他们需要父母陪在身边才能安睡。在睡眠基金会发起的《2004全美睡眠调查》中，只有不到1%的1～6岁的孩子可以自己乖乖睡觉。大于6岁的学龄儿童中，也只有12%的孩子可以做到这样。因此，不要过度夸张孩子的睡眠问题，很多时候，这在每一个家庭中非常普遍。

第2步 制订切合实际、细密周全的计划

在制订计划的时候，切勿好高骛远。在你的理想世界中，你无须费尽心力地调整，每天晚上七点，孩子就会和你道一声晚安，乖乖上床睡觉，一觉睡到早上七点，也不会听到一丝吵闹。然后你再高兴地迎接他清晨的第一声问候，一切看似如此完美。但是，在现实情况中，这根本不切实际。要是你的目标真是如此，你收获的大多只能是失望与无奈。因此，你要以正确的态度处理问题，合理地制订一个短期目标，当达到预期的效果后，再设定下一步的计划。

第3步 分清问题的先后顺序，逐个解决

也许目前你正面临着许许多多的难题，但如果你打算同时攻克它们，只会让你和孩子都不堪重负。相反，你应该以一次解决一两个问题为目标，这样更有效，心理负担也相对较小。比如，如果孩子不肯上床睡觉，睡着后又半夜常常醒来，到了第二天早上又过早醒来，那么你首先应该解决的是如何让孩子愿意睡觉的问题——那么每天按时让孩子进行充分的睡前活动吧，情况可能就会迅速改善。每次进步一小步，就会让原本棘手的睡眠问题变得更轻松应对。你要让自己拥有一个愉快的好心情，再配以切实有用的方法，才能面对一个又一个挑战。

首先解决哪个问题，这是因人而异的。你可以先解决让你最头疼的那个问题，也可以是最容易应付的那个。例如，如果孩子半夜每隔几个小时吵醒你一次，耗尽你所有的力气，那么就先单独消灭这个难题。或者你可以选一个相对简单的改变，诸如过早醒来、抗拒白天小睡，或纠正因服药引起的嗜睡。解决了一个，再解决下一个，完全没有必要一股脑地通盘处理。切记，只有循序渐进地运用书中的方法，你收获的效果才会持久。

第4步 为孩子制订不可或缺的睡前活动

只要每晚按时进行规律的睡前活动，孩子的睡眠就不成问题。制作一份生动形象的睡眠画报（第99页），让孩子与你一同策划睡前活动，让他真正参与到整个过程中去。

睡前活动要以孩子的需求、长处和潜能为基础。如果在他感到最疲惫不堪的时候让他做特别困难的事或教他学习一项新技能，纵使你在一旁予以鼓励，也只会让原本轻松愉悦的睡前活动变得索然无味。因此，我再强调一遍，把新的挑战留给白天，给孩子一个舒心的夜晚，即便做一些最寻常的事，那对他的睡眠也是有益的。

第5步 给予孩子充分的耐心和鼓励

孩子的睡眠问题让你寝食难安，但是你可知道，孩子自己也承受着巨大的压力。他和你一样时刻担心着自己的睡眠，期盼你能够帮助他走出困境。他甚至会因为你的担忧而担忧。谢尔顿博士说：“孩子能够清楚地感受到父母的失望和愤怒，看着父母无奈地被吵醒，为他们换上干净的床单，还必须陪在自己的身边不能睡觉，这些画面孩子都看在眼里。”这些复杂的情绪都有可能在原有的睡眠问题上火上浇油。因此，请保持冷静，慢慢地改变。纵使情况再严重，你感到再痛苦，也只能一步一步地改善，不要幻想着一蹴而就。如果你冷静且有条不紊地处理，不断给予孩子充分的耐心与鼓励，孩子就能学着自己放松应对，睡眠问题也会自然而然地消失。

要寻求专业帮助吗?

只有明确孩子具体患有何种睡眠障碍，并正确予以处理，他的睡眠质量才能得以改善。如果你制订了详细的睡眠计划，坚持执行了数月后仍未有任何效果，那么请翻到第315页“孩子一直睡不好，是患有睡眠障碍吗？”，你可能需要寻求专业人士的帮助，进行更全面仔细的评估与治疗。即便你不认为孩子患有睡眠障碍，在思路穷尽的时候咨询医生的建议，也能让你豁然开朗。

家长真实案例

如果事情进展得并不顺利，别犹豫了，赶紧寻求帮助吧。有许多人愿意助你一臂之力！

——妈妈卡罗尔，拥有25年经验的资深特殊教育老师

18.孩子耳朵疼得半夜哭闹：是不是得了中耳炎?

儿子最近变得特别爱哭闹，半夜还会常常醒来。哭的时候感觉像是哪里特别疼，我们担心他会不会得中耳炎了?

没错，你的孩子很有可能患上了儿童时期比较常见的中耳炎。由于孩子的耳道短、宽、平，细菌很容易从鼻子和喉部进入到耳朵。通常，孩子患有中耳炎的同时，也会伴随着感冒、过敏，由此滋生了更多中耳的黏液。

三岁以下的儿童三分之二都曾患过中耳炎，其中一半的人还会多重感染。随着孩子慢慢长大，他的耳道发育得日渐成熟，感染的几率就会大幅度减少。但是，若没有及时提供正确的治疗，那么中耳炎会严重影响到他的正常睡眠，因为比起坐着，躺着对于中耳炎的患者来说更疼。

如何判断孩子是否患耳疾?

一旦细菌和液体进入孩子的内耳，就容易造成中耳炎。通常，孩子会出现感冒、鼻窦炎、呼吸道感染及其他过敏症状。堵塞在耳内的液体会让孩子感到一阵一阵的疼痛。

孩子可能会表现出以下症状。如果你没有把握，请及时寻求专业人士的帮助。

- 性情大变，更爱哭闹，变得格外黏人；
- 夜晚频繁醒来；
- 醒来后大哭，十分痛苦；
- 发烧；
- 腹泻；
- 食欲大减，咽食困难；
- 感冒后仍持续流鼻涕；
- 耳朵中会流出液体；
- 一躺下来就难受，坐起来会舒服些；
- 难以平衡，容易摔倒，并伴有头晕（如出现此状况，请咨询专业人士的建议）；
- 听力障碍（如出现此状况，请及时就医）。

除此以外，以下症状几乎可以确定孩子已患中耳炎：

- 耳痛不已，一直会拉扯耳朵；
- 耳朵中会流出黄绿色或白色的液体；
- 睡着后，外耳会结痂；
- 耳朵散发出难闻的气味。

如何治疗?

如果孩子出现上述症状，请及时上医院进行专业检查。治疗不及时可能会导致孩子表达障碍、听力受损、脑膜炎等，后果不堪设想。

专业检查具体有以下治疗方法（请在医生的指导下进行）：

①服用止痛药，如乙酰氨基酚（泰诺）或布洛芬（千万不要随意给孩子服用阿司匹林，后果很严重）。

②孩子睡觉时，抬高他的头部。你可以用罐头垫在床垫下。

③热敷感染的耳朵。

④保持耳朵干燥。

⑤大量喝水。

⑥正确使用抗生素或滴消炎耳剂。

⑦采用顺势疗法，如使用紫锥菊、白毛茛、甘菊或天然草本滴耳剂。

如何预防?

孩子很容易患中耳炎，但你可以通过以下措施积极预防：

①预防孩子感冒。你和孩子都要勤洗手，且尽量避免孩子与感冒患者接触。

②让孩子远离吸烟的环境。孩子吸一个下午的二手烟会大大增加患中耳炎的可能性。

③永远不要让孩子嘴里含着饮料瓶睡觉。牛奶、果汁等都有可能在孩子睡着的时候通过口腔流入他的耳部，并且也会导致孩子蛀牙。

19.领养孩子的睡眠问题：如何适应新环境？

我们刚从危地马拉领养了一个两岁的女孩。如果一切顺利，小姑娘下个月就会正式加入到我们的家庭中来。你能给我们提供一些睡眠上的建议吗？

比起领养新生儿（0～1岁）和学龄儿童（6岁以上），领养幼儿（1～6岁）要面对的事情更为复杂。作家玛丽・霍普金斯–贝斯特（Mary Hopkins-Best）曾在她的作品《领养幼儿》（*Toddler Adoption:The Weaver's Craft*）一书中说道："目前人们谈及领养，对象大多是孤儿以及稍大一点的孩子。"她进一步解释领养幼儿会给父母带来的不一样的挑战，"幼儿是充满矛盾的综合体。他们的愤怒、悲伤以及时刻迫切想要独立的意愿，往往使他们的养父母困于绝境。父母一边鼓励着他们的独立，一边需要培养孩子对他们的依赖与信任，无论于谁，这都会是一项艰巨的任务。"

婴幼儿及学龄前儿童的睡眠问题很普遍，但是对于领养的孩子而言，又多了一层复杂性。你需要开导孩子适应失去亲生父母的生活，为他提供一个他从未体验过的家庭归属感。如果是来自他国领养的孩子，你就要加倍地付出心血，因为时差及环境的不同，得让他们慢慢适应这里新的声音、环境、食物的气味和味道。

领养一个婴幼儿或学龄前儿童是一件令人激动的事，它也许会成为你一生中最美妙的经历。你做的准备越充分，孩子就能获益越多。事先查阅资料，加入相关志愿团体寻求帮助，或咨询家庭顾问。你试图建立的是一种与众不同的关系，因此，你需要做的功课远不止于我书中所提到的这些内容。

关于孩子的睡眠，你可以从两方面着手制订睡眠计划。首先，在改变的初始阶段，孩子会表现出脆弱，这时你需要陪伴他，与他建立亲密的关系，而不是过于强迫他去改变原有的睡眠方式。其次，你便可以运用书中其他章节中的方法逐一解决问题，如让孩子独自睡觉、减少夜醒、乖乖白天小睡或不要过早醒来。

无论如何，你可以先掌握以下睡眠有关的调整步骤，再制订一个全面的计划，尽最大的努力吧，这对你和孩子都有好处。

第1步 了解孩子过去的睡眠习惯

在加入到新家庭以前，孩子过去的睡眠习惯及其他细枝末节你都不得而知。当然，如果你有机会了解他的过去，不但能让孩子轻松过渡到一个新的睡眠环境，还能帮助你调整他的睡眠问题。首先，在把孩子带回家之前，尽量弄明白以下问题：

1. 他通常每晚几点睡觉？
2. 他通常会在睡前做些什么？刷牙？阅读？换睡衣？唱歌？听音乐（有无特别喜欢的歌曲或音乐）？
3. 他通常会抱着东西睡觉吗？毛毯？枕头？毛绒玩具？洋娃娃？奶嘴？奶瓶？
4. 当他睡着后，环境是安静的还是吵闹的？电视机、收音机开着吗？有人在另一个房间说话吗？

5. 他习惯在漆黑一片睡觉还是要开着夜灯才能入睡？
6. 他是怎么睡着的？喝奶瓶？妈妈的轻轻摇晃？爸爸唱歌给他听？还是自己在床上长时间保持清醒，根本睡不着？
7. 他现在是一个人睡觉吗？他睡在哪儿？婴儿床里还是普通的床（床垫多大）？床垫下面是有床架的还是直接放在地板上？
8. 有其他人和他共睡一屋吗？床与床之间的距离有多近？
9. 他和看护人一起睡吗？他喜欢被抱着睡还是旁边有人即可，但不要抚摸？有没有睡前活动？
10. 半夜醒来后，他是怎么再次睡着的？是轻声安抚？是哺乳？还是轻拍轻摇？
11. 他睡午觉吗？他的作息时间规律吗？他几点白天小睡？白天小睡前他会吃东西吗？他一般要睡多久？他睡在哪里？有没有睡前活动？

无论孩子过去的睡眠环境和睡眠方式如何，现在去改变都为时不晚。通常，白天孩子的表现非常正常，但是一到了安静无声的夜晚，问题就原形毕露了。记住，要获得孩子的信任与依赖，爱与耐心是最重要的。

第2步 营造一个与孩子原有家庭相似的睡眠环境

事先了解孩子原有的睡眠环境，尽可能地在家中将其复原。孩子在一个熟悉的环境下才能舒缓身心，尤其是晚上睡觉的时候，这时他最为敏感。一旦孩子在新家后放松下来，过不了多久，你就可以开始为做出改变做准备了。

仔细观察孩子，再制订睡眠计划

如果孩子刚刚会说话或因为被领养而要重新学习一门新的语言，你要做的是仔细观察他的肢体语言和情绪变化，从中发现孩子的需求。具体来说，就是你需要试着分辨出什么事会让他感到放松，什么事会让他焦虑紧张。举个例子，他抱着毛毯、玩具的时候会表现得格外惬意，一旦关灯后就会变得焦躁不安等等。这些都能作为你制订睡眠计划的基础。

孩子现有的睡眠问题不一定是因为领养

只要仔细研究过孩子的行为，你就会知道，那些看似因为领养造成的性格特征其实都属儿童正常的表现。孩子若不能一个人睡觉，你就会担心哪里出了问题，但是当你知道几乎每个孩子都需要父母的陪伴才能安然入睡后，你就会释然不少。因此不必给你和孩子过大的压力，可以读一些育儿书籍，掌握充分知识后，你就会信心百倍。

家长真实案例

打开你的双眼、耳朵、心灵还有思想，认真聆听孩子的内心。也许你会比他自己了解得更多。

——妈妈安娜，女儿玛雅

第3步 重新建立亲密关系，让孩子有新家的温暖

父母需要时刻关注孩子的需求，给予他们无微不至的关爱与呵护。这不是宠溺。如果只给他物质上的丰腴，而非心灵上的关怀，这才是不好的宠溺。同样，领养孩子，不管他有多大，你要做的就是向他敞开你的怀抱。任何时候他有需求，尽可能地满足他，即便是深更半夜也不要犹豫。要知道，任何人都会夜醒，但夜晚到清晨的10～12个小时，对身处于黑暗中的孩子来说的确会感到孤单害怕。当孩子在半夜醒来，陪在他身边给予慰藉，这安静的片刻会让你们之间的感情迅速升温。

要和孩子一起睡吗?

许多养父母一致认为整晚陪着孩子睡觉能够增进彼此的感情。一家人共处一室，彼此的呼吸和声响能够使孩子在不知不觉中产生依赖。对于那些较幼小的孩子来说，一起睡能够让他感到安心。而原先和大人或其他小孩共睡的孩子，在你接他回家后，继续保持同样的睡眠方式也能让他感到心里更舒服。

另外，如果和孩子一起睡，他半夜醒来的话，你就也可以整晚在一旁陪着他，而不是每次孩子半夜醒来你都要赶到他身边。这样，孩子也不会因为一个人在黑暗中悲伤、害怕而做噩梦了。

家长真实案例

我的领养中介建议我尽可能满足孩子的所有需求。她以前一直和之前的养母一起睡觉，我打算延续这个习惯，让她感到安全。我们都睡得很好，而且正因如此，我们变得更亲密了。我非常珍惜这段时光。

——妈妈戴安娜，女儿索妮娅两岁

人各有异，孩子也不例外。有些孩子喜欢睡在自己的婴儿床里，只要他一有需求，你又及时出现，他便不会觉得孤单，睡得也很好。孩子感到舒服自在，并且无需你太费力气，只要进行舒缓的睡前活动，他能很快适应新的环境。

然而，许多孩子需要父母的陪伴才能安心入睡。如果你的孩子正是如此，你可以在他床边放置一把椅子，静静地阅读、织毛衣或用耳机收听音乐，直到孩子睡着为止再离开。只要你在身边，孩子就会感到非常安全。具体内容请翻至第106页“非要陪着才能入睡：‘妈妈，别走！’”。

当然，任何选择你都应当尊重自己的真实感受。要是你不喜欢陪着孩子睡觉，或孩子睡在你的房间里让你觉得不自在，你完全没有必要强迫自己这么做。只要有足够的爱，孩子乖乖睡在自己的房间并没有关系。这只是家人共处的一部分，家中的每一个成员都会对和谐的亲子关系感到满意。

给领养的孩子一个"睡眠小伙伴"

当你不在孩子身边的时候，一只柔软的毛绒玩具或一条温暖的毛毯就可以很好地转移孩子的注意力，抚慰他的情绪。当孩子感到害怕、不安、孤单的时候，它们都能给他充分的安全感。同样，在孩子睡觉时，抱着心爱的玩具能让他睡得更好，半夜醒来也不至于焦虑。

放心，玩具不会也不可能取代你在孩子心目中的位置，它们是孩子无声的好伙伴。孩子可以整日整夜地抱着它们，体会到你陪伴左右时的安全感。

也许，在加入到你们的家庭之前，孩子就已经有不少玩具，一条破毛毯或一只旧洋娃娃。如果孩子紧抓着它们不放，你也别强行给他添置新玩具。你应该给他一些新的选择，尊重他的意见，询问他愿意抱着哪一只共同入睡。

由于孩子天生丰富的想象力，那么这些他们最爱的玩具在他们眼中就格外真实。平时在与孩子做游戏的过程中，你可以装作让玩具唱歌或走路，加强孩子对于玩具的喜爱甚至依赖，消除因为夜晚独处或突然醒来而产生的恐慌。更多内容可以参考第64页诀窍5中的第8招。

第4步 进行规律的睡前活动，让孩子爱上新家

睡前活动对孩子们而言至关重要，尤其对领养的孩子来说更是必不可少。规律的睡前活动能够加强孩子日常生活的稳定性，让他对周遭的环境和自己的生活控制自如而不害怕。孩子明确睡前需要做的事情后，就会减少睡眠问题的发生。

通常临近睡前，屋内会变得安静，每个人都逐渐感到疲惫，不会轻易受到外界的干扰。这时，你可以试着在这段特殊的时间里，简单地陪在他的身边，予以温柔的抚慰。培养与孩子的感情，在孩子成长的前十年，睡前活动都会扮演着举足轻重的角色，好好利用夜晚的静谧吧，让你们之间的关系变得亲密无间。

如果孩子年龄稍大，你可以和他一起制作一份睡眠画报（详见第99页）或写一本睡眠小书（详见第102页），这些方法能让孩子明白他在家庭中的重要地位，知道父母想和他一起共同展望未来的美好生活。

第5步 孩子半夜一醒来，你就出现在他的面前

若你能在孩子夜醒后好好表现，孩子就会视你为他的英雄，知道你会永远爱他。通常孩子在夜间醒来后会感到茫然、害怕、孤独。这时你应该第一时间出现在他的面前，安慰他。慢慢地，你在他心中的地位就会越来越重要，因为只有你才能给予他安全感。和这个相比，自己偶尔少睡会儿觉，换取孩子一生的信任显然是值得的。

不过，孩子夜醒会持续多久得另当别论。47%的婴幼儿和36%的学龄前儿童每晚至少醒来一次，并且需要父母的陪伴才能再次睡着。但只要你耐心地陪伴他，这种夜醒的情况就会改善。

孩子感到舒适安全后，你就可以开始下一步的计划了：教会孩子放松自己，安然入睡（你可从第一章中的第3步“制订孩子的睡眠计划”开始阅读）。

要寻求专业帮助吗?

如果你试尽所有方法，孩子依旧睡不好，你仍然处于水深火热之中，那就寻求专业人士的帮助，听取他们的意见吧，没准儿你就会豁然开朗了。

20.双胞胎：两个孩子，如何睡得更好?

我的问题很简单，让双胞胎乖乖睡觉，最好的方法是什么?

孩子在许多方面都存在相似性，书中提到的任何一个方法，既然对独生子有效，自然对双胞胎也管用。当然显然问题不止于此，而是你根本没有分身术，这才是你最大的挑战。不过，只要你有正确的认识和详细的计划，问题就不难解决。

固定的睡前活动和稳定的睡眠次数对所有孩子而言都很重要。身为双胞胎的父母，若你无所适从、身心涣散，这个方法会是你改变的第一步。将睡前活动写下来或以画报的形式呈现给孩子（参见第99页）能够让孩子更积极地参与进来，整晚安眠无忧。

第1步 他们应该睡在哪儿?

双胞胎应该睡在一张床上呢，还是各自睡在自己的床上？是睡在一个房间呢，还是分开睡两个房间，或者睡在爸爸妈妈的房间？我发现一个有趣的现象，无论是父母们的不同经验还是各路专家的建议，任何一种安排都会惹来争议。有些父母坚持认为从一开始就得将双胞胎分开睡觉，防止他们打扰对方。可也有一些父母则毫不犹豫地选择让双胞胎一起睡，因为他们可以彼此安慰，睡眠质量也更好。不管怎样，我的观点很简单——跟随你的感觉，只要孩子的反应不错，那就是个好方法。

你可以试着一点点去改变。要是目前的睡眠情况很糟糕，那就换一个方法，给你和孩子们一个月左右的时间，看看新的安排是否有效。如果仍未见起色，那就另寻他法。白天小睡和晚睡甚至可以安排不同的睡眠方式。你总会找到最适合你们的。另外，随着孩子慢慢长大，他的喜好和睡眠习惯也会改变，这时不要感到意外，冷静地予以调整就好。

家长真实案例

我们发现孩子们的睡眠习惯总是变来变去。她们一开始很喜欢睡在一起，突然间又不喜欢了，我们只好将她们分开。可是没过多久，我们又发现其中一个睡在了另一个人的床上。所以，我得出的结论是卧室用品尽量能够灵活调整，以便跟上孩子们出其不意的节奏。

——妈妈莎因，六岁的双胞胎女儿阿丽雅和露丝

妈妈莎因提到的这点非常重要。请你随时关心孩子的需求，并及时做出回应。孩子到底睡得好不好？他们对于睡在哪里有没有特别的要求？将孩子们的想法统统考虑在内，再结合他们的实际情况和你自身的需求，你一定能想出适合的解决对策。

第2步 同步双胞胎的睡眠计划，一切更轻松

双胞胎是两个独立的个体，自然就会拥有不同的需求。从某种程度上来说，你不能因为计划对你有利，就强迫他们去适应。不过，好在这世界上大多数的同龄孩子对于睡眠几乎有着相似的需求，这对作为双胞胎家长的你定有所帮助。

你需要尽你最大的努力协调他们一整天的生活安排，更好地引导孩子遵从相同的睡眠计划。也就是说，如果他们同时起床、同时吃饭、同时白天小睡（即便只是小憩片刻），他们晚上睡觉就会安分得多。你可以在要睡觉时统一把他们的房间调暗，醒来时一起打开灯光，睡前一起播放白噪音掩盖外界的杂音。

建议你预先认真观察孩子各自的睡眠方式，发现问题在哪里。你可以按照第17页的表格进行记录。

分别完整地填写两份睡眠表格，写下双胞胎各自的问题，然后再拟定两份不同的计划，每一个计划都只针对一个孩子。最后把两份计划放在一起，看到底应该怎么做才能同时满足两个孩子的需求。能够立刻解决每一个问题固然好，但这多少有点不切实际。不如先从最让你头疼的问题下手，逐一搞定。

只要你脑中蹦出任何想法，就立马写下来。确定一个大致的方向，分几个阶段执行计划。这看似微不足道，却足以让你为每一次小小的成功而高兴，在努力向前的路上为你点亮明灯。

第3步 对于双胞胎的睡眠问题，你得做好心理准备

因为是双胞胎，所以所有的问题都会加倍困难，甚至你的睡眠质量也会加速下降。因此你要是只想做一个完美的家长，那你可要准备好受挫。重新审视一遍你的计划，设立切合实际的目标，我可以给你如下几条小贴士：

①适合放宽标准，必要时寻求帮助；

②对于那些会引起家庭内部纷乱的事件，勇于说“不”；

③主动提出你的需求，别人若伸出援手就欣然接受；

④好好照顾自己——均衡饮食，锻炼身体；

⑤当自己表现得不错时，给自己打气。

要寻求专业帮助吗?

你可以翻阅各种专业书籍，学习育儿知识。除此以外，也可以加入一些双胞胎父母群体，无论是线上线下，你都能与其他双胞胎的父母进行交流，获取一些资料，互相鼓励。每个家长都有自己的一套育儿哲学，若能找到志趣相投者那是再好不过的了，你们可以互勉互励，共同前进。他们会支持你，给予你力量，而你也不用像过去一样愁眉苦脸了。相反，你会变得更加自信，以宽容的心态面对一切，迎接一个又一个挑战。

21.影响睡眠的疾病：过敏、哮喘和胃食道逆流症

儿子晚上一直会咳嗽，一晚上会因此醒来好多次，他的咳嗽声也会把我们一次次吵醒。这到底是什么问题呢？我们应该怎么办？

如果孩子有任何生理上的不适，甚至影响到正常呼吸，那么这显然也会影响他的睡眠。父母常常只顾着闷头解决孩子睡不好或半夜常醒的问题，却忽略了这可能是孩子身体患病的表现。最常见的三种疾病是过敏、哮喘和胃食道逆流症。若不及时予以治疗，后果会很严重。

什么是过敏、哮喘和胃食道逆流症？

过敏

过敏是指因某些特殊物质，如毛发、灰尘、药物、花粉或其他过敏源产生的过度反应，会表现出类似感冒的症状或引发皮疹等。

食物过敏引起的失眠是由于食物不耐受引发的睡眠障碍，找出致病的食物，不再食用就能缓解症状。过敏很常见，全球大约20%的人们患有过敏。

哮喘

哮喘是一种呼吸系统的慢性疾病，也是儿童最常见的慢性病。

它会导致气管肿胀，呼吸困难。哮喘可能持续发作一整天，也可能偶尔爆发。

胃食道逆流症

胃食道逆流症，顾名思义指的是胃里的食物返流到食道里。患有此病的儿童胸口会有灼热感，躺下来睡觉时疼痛会更为明显。患有胃食道逆流症的孩子入睡和睡着都很困难。

如何判断孩子是否患病?

一旦发现孩子表现出不同于一般的感冒症状，请记下他的症状，及时咨询医生。另外，由于这些疾病是遗传性的，如果父母任意一方有如上疾病，那么孩子很有可能也会有。

过敏与哮喘会表现出如下症状：

- 流鼻涕或慢性鼻塞；
- 多发生于夜间的咳嗽；
- 吸鼻子；
- 打喷嚏；
- 鼻塞，尤其在早上醒来后；
- 眼睛、耳朵、鼻子发痒；
- 眼睛充血，泪液分泌增加，眼部浮肿或变红；
- 喉咙常常会感到疼痛；
- 气喘，用嘴呼吸，呼吸声响大或呼吸急促；

· 夜间打鼾；
· 胸口发疼；
· 皮疹或发痒；
· 腹泻；
· 白天易嗜睡；
· 失眠；
· 慢性耳炎；
· 孩子接触动物、花草，在外剧烈运动或身处吸烟环境中后以上这些症状会加重。

胃食道逆流症有如下症状：

· 夜间会咳嗽、气喘；
· 经常吐东西、流口水或呕吐；
· 夜间常醒；
· 哭着醒来且感到疼；
· 一直打嗝；
· 口臭；
· 易恶心、噎住；
· 经常流鼻涕；
· 牙釉质腐蚀；
· 中耳炎、鼻窦炎、咽喉痛，并且不断复发；
· 白天易嗜睡；
· 失眠；
· 体重增加缓慢。

上述症状也许会改变、加重或减轻，并且与感冒、呼吸道感染或长牙等其他普通的小毛小病症状表现相似，因此在你举棋不定的时候，建议咨询医生进行确诊和治疗。

不要擅自诊断并给孩子服用非处方药，因为许多药物并不适合儿童，甚至会加重症状。医生会告诉你如何从生活细节上改变，让孩子远离过敏源，并给予适当的药物治疗。

如果孩子的身体状况影响到了他的睡眠，你一定不能掉以轻心，要及时确诊。即便再微小或暂时的不适都会妨碍孩子的正常睡眠。只要适当予以调整，不仅他的睡眠质量会得到改善，他的身体素质也会变强。如果在确诊和治疗后，孩子的睡眠状况仍未得到改善，那么，很有可能他还有其他的睡眠障碍需要克服（详见第315页）。

22.小小年纪爱打鼾：会影响孩子健康吗？

我的孩子今年四岁。有时，他晚上睡觉的时候会打呼噜。这是因为什么造成的呢？会不会很严重？我们应该怎么办？

许多孩子都会打鼾，尤其当他们感冒流鼻涕的时候更为常见。数据显示，多达20%的孩子常常打鼾，而10%的孩子更是每晚如此。打鼾这件事可小可大，它也许只是无害的轻微杂音，但也可能是一些疾病的症状表现，因为有2%～3%的孩子打鼾是因为存在睡眠障碍或呼吸道疾病，需要接受治疗。

人为什么会打鼾？

人们在睡眠过程中，喉咙后部软组织逐渐放松并产生震动，便会打鼾了。

许多因素会引发打鼾：

- 感冒期间，气管受到挤压；
- 喉咙组织过于肥大；
- 扁桃体和腺样体增大；
- 常吸二手烟；
- 过敏、哮喘、胃食道逆流症、神经系统疾病或睡眠呼吸暂停综合征。

孩子打鼾，会是睡眠呼吸暂停综合征吗？

如果孩子常常感到焦躁不安，睡眠时声响很大，用嘴呼吸、打鼾，或呼吸声很重，他有可能患有睡眠呼吸暂停综合征。它最严重的症状会使人在睡眠中突然暂停呼吸长达三十秒甚至更久，随后再恢复呼吸，且声音很大。对于父母而言，这无疑会让你担惊受怕，你也必须严肃对待。好在这并不会造成生命威胁，而且是可以治愈的。造成睡眠呼吸暂停综合征的原因有很多，包括咽喉或气管狭窄、扁桃体或淋巴结肿大、肥胖以及面部畸形等。

不是所有的孩子有以上症状就是患有此病。通常情况下，如果孩子的呼噜声很响或伴随着其他症状，才有可能是睡眠呼吸暂停综合征。

睡眠呼吸暂停综合征会导致睡眠严重不足及其他睡眠问题。若不及时予以治疗，可能会导致心脏病、高血压、发育迟缓、多动症、尿床甚至学习障碍。

如何治疗？

最常见的治疗孩子睡眠呼吸暂停综合征的方法便是切除或切去部分扁桃体或腺样体，或者两者一并切除。其他治疗方法包括扩大气道、睡眠时撑开气道或者减肥（如果肥胖引起的话）。

要寻求专业帮助吗?

如果孩子出现以下症状，建议及时就医：

- 几乎每晚睡觉都会打鼾；
- 鼾声很响；
- 焦躁不安，睡觉时声响很重，用嘴呼吸；
- 睡觉时会突然窒息、喘息或屏住呼吸；
- 即使晚上睡得不错，第二天依然感到疲惫；
- 睡觉时大量出汗；
- 起床时经常感到头疼、胃灼热或喉咙疼；
- 说话有鼻音，且平时经常用嘴呼吸。

更多内容可参考第315页“孩子一直睡不好，是患有睡眠障碍吗？”。

23.一切又回到原样：睡眠计划受阻了，怎么办？

原本一切进展得很顺利，孩子的睡眠质量改善得也不错，我们正沉浸在喜悦之中，可突然我们又倒退回去了，这是怎么一回事？

没错，这就是为人父母都会遇到的反复出现的睡眠问题，这个过程真是让你欢喜让你忧啊！孩子一天天成长，他们的变化是你无法预料的，甚至是不合逻辑的，这些变化常常令你心生困惑。在你觉得一切顺理成章的时候，孩子突然来个回马枪，真是每一天都有重回原点的可能。

孩子获得良好的睡眠的过程不会是一帆风顺的，它更像是在跳舞，向前跨出两步，再退后一步，然后再向旁边迈出几步。整个改变的过程是了解孩子的过程，也是认识睡眠本质的过程，需要运用你所学的所有方法，用爱和耐心去获得最好的回报。

你也许花了百分之百的努力，却被孩子生病、出游、突发事件、另一个孩子的诞生、长牙等等一系列的挑战给乱了阵脚，孩子因此睡得不好、半夜常醒，而你也感到力不从心，在放弃与自责之间不停摇摆。原来已经制订好的计划现在给你造成了巨大的心理压力，成为了你通往成功之路上的绊脚石。此时，你需要冷静地告诉自己，挫折没什么大不了的，任何人都会遭遇瓶颈。

找出睡眠情况突然变糟的原因

如果情况突然变糟，你需要找出背后的原因。检查孩子的牙龈，看看是否有长牙的迹象；家中最近有无变化，详细地将其一一列出。如果你发现了相关原因，先将它们一一解决，然后再执行睡眠计划。但有时你仍摸不着头脑，不知所措。没关系，那就从头开始，再次使用那些之前行之有效的方法，再试试看那些曾经被你忽略的技巧，双管齐下。

是因为你的懈怠吗?

有时你会缺乏时间与精力，没有认真地投入到睡眠计划中去，而之前之所以进展得如此顺利正是因为你的持之以恒。但是现在你可能松懈下来，不再关心孩子的睡前活动、白天小睡及其他细节安排。这自然影响到了孩子的睡眠质量。加油，自我调整，重新回到正轨上去。

是因为你设定的目标太不切实际了吗?

有时，你面对的并不是挫折，而是你内心的缪想。你设立的目标是否切合实际呢？你是否轻易将孩子的睡眠方式与别人的孩子进行比较呢？请不要这么做，因为每个人都是独一无二的个体。身为家长，耐心是一切的基础。

是因为一个新的睡眠问题出现了吗?

也许情况并不如你所想的那样在倒退，你遇到的可能是一个全新的问题，因为睡眠质量好的孩子和半夜常醒的孩子都会因为牙疼、出游或突发事件而受到影响。又或许孩子的生物钟正在从一天白天小睡两次慢慢适应至一次，甚至他可能不再需要白天小睡了。一些事表面看起来这样，但实际上完全是另外一回事，不要急着下定论哦。

暂缓睡眠计划，鼓励自己

你是否会为每一次的进步好好地庆祝一番？有时，过分深陷于让你困扰的问题，反而会阻碍你全面客观地看待事情的发展。其实一切都在变好，只是你并未察觉。好好地鼓励你自己，更要好好地表扬孩子。唯有积极的心态才能达到成功的彼岸。

有时，孩子在生活其他方面发挥得尤为出色，而你一心只在乎他的睡眠问题，忽视了他在日常生活中的小成就和小快乐。暂停片刻，好好享受当下的生活吧。放下你的劳心苦思，做个深呼吸，休息两三天甚至更久，暂时延缓下计划。

我们暂且不论这些挫折及原因，哪怕你只是完成了计划的一部分，哪怕你没有百分之百的坚持，哪怕只有一些变化对孩子有益，你仍旧会看到孩子的睡眠正在逐步改善。当一切趋于稳定，这将会是一个良好的开始，让你专注于睡眠计划。回顾一遍你一路所获得的成就，勇敢地越过那些不可避免的障碍。相信自己，相信你的计划，你和孩子终将获得梦寐已久的足够安稳的睡眠。

24.生活出现突发状况：如何让孩子适应新变化？

孩子好不容易适应了睡前活动。只要我们在家，按照计划做，一切都进行得很顺利。但是，只要我们不在家或发生了新的情况，节奏就全乱套了。我们应该怎么做，来帮助孩子适应各种变化呢？

不管睡前活动有多么完美，你又是如何坚持不懈地完成它，一旦遭遇突发情况，孩子的睡眠还是不可避免地会受到影响。仔细想想，你也是如此。许多人会因为外出旅游或遭遇人生重大转折，而夜不能寐。适应的关键在于你得先尽可能地按照原计划进行，遇到不可避免的变化时放轻松，顺其自然，等到生活恢复平静，再让睡眠再重回正轨。接下来，我会告诉你一些扰乱睡眠的普遍原因，以及正确应对的方法。

突发状况1 家庭变故

任何家庭变故都有可能会扰乱孩子的睡眠，引发睡眠大战。心理压力、情绪变化，再加上原有的计划受阻和对于新计划的陌生恐慌，即便是再强大的人也会不堪重负。有许多方法可以帮助孩子适应新的环境：

①全面周到地考虑该如何改变现状，不要任由事情发生，被动

地卷入其中。

②尽可能地继续保持原有的计划，前后一致性有助于孩子更容易适应新的环境。

③延迟其他改变，诸如坐便训练、断奶、移至儿童床睡觉等，等到孩子熟悉了新的环境后再考虑这些。

④正确认识那些不可避免的改变。思考如何在改变的同时满足孩子的需求，包括规律地白天小睡和睡前活动。

⑤营造熟悉的睡眠环境。如果你们刚搬入新家或开始日托培训，那么尽可能地按原样复制孩子的睡眠区域。

⑥写下孩子的睡前活动、各种睡眠问题以及你的睡眠计划，要求所有的家庭成员以此为准。只要大家足够统一，孩子就会较快地适应新的变化。

⑦给孩子一个“睡眠小伙伴”，可以是一条毛毯或一只毛绒玩具。无论孩子在哪里，只要有“小伙伴”在，他就会感到非常安全。更多相关内容可参考第64页上诀窍5中的第8招。

⑧保持充分的耐心。孩子也许需要几个星期、一个月甚至更久的时间去适应新的变化，尤其对于敏感的孩子而言更是如此。全身心地呵护他，不时地拥抱他，给他足够的安全感。

⑨一旦情况恢复原样后，照常每晚进行先前的睡前活动，保持一致。

突发状况2 家中添新宝宝了

不同于只有一个孩子的家庭，家里要是有两个孩子，而他们又大多吵得你整晚不能睡，那手忙脚乱的程度和养五个没什么分别。要想更轻松应对，你得做到这三点——放宽心态、灵活应变、设置合理的目标。

在脑中掠过扰乱你的所有睡眠问题，找出其中最困难或最烦人的那一个，同样再锁定解决起来最轻松的那一个。然后思考自身及家人的共同需求，同时，别落下所有必要的安排。将以上种种因素综合起来，制订新的计划。记住，不要试图一次解决所有难题，那只会让你心生疲惫。

新生儿刚出生的头几个月是最痛苦的，但这只是暂时的。你只需将所有的重心放在这个新家庭上，思想上做好适当的调整，一切自然会迎刃而解。另外，不要为一些小事担忧，必要时就主动寻求帮助，但也不要盲目跟从任何建议，除非你们的育儿观完全一致。总之，让自己以轻松的心态迎接挑战吧。

如何应对多个孩子的睡眠问题?

我的前三个孩子年龄相仿，我依旧清楚地记得当初将他们的睡前活动协调一致是有多么困难。成功的关键是做好充分的计划。如果你只是任由孩子们想什么时候睡就什么时候睡，那么每一夜都将会是场煎熬，孩子们都乱套，而你也早已心劳力拙。只要过了最初的过渡阶段，你便可以好好考虑每一个孩子的需求，再结合你自身的需要，制订一个合理的计划。

和许多家庭一样，我发现选择一个所有孩子都能适应的夜晚睡眠时间，根据这个时间再统一安排白天小睡时间和进餐时间最有效!

我以前会准备三份小吃，给三个孩子换睡衣，为两个孩子刷牙（因为其中一个还没长牙）。一切安顿好后，我们会一起爬到床上去，我的两旁各依偎一个，腿上再躺一个，然后我给他们讲故事。

不过，有一些父母认为，一个一个安顿孩子们睡觉执行起来更容易。还有一些父母则表示和爱人搭档，各自负责一个孩子的睡前活动比较妥当。至于哄睡的方法也各式各样，一些人的方法是给稍大一点的孩子看他喜欢的电视节目，自己陪在婴儿的身边，直到他睡着。

无论你的方法是什么，付诸实践才是关键。当然，也没有人说你得一条路上走到黑。许多方法起先很有效，但随着孩子慢慢长大，你也得同步更新。不管怎样，放宽心态，轻松面对。不要全身心投入在这一件事上，多留意生活中其他重要的事。对了，能偷懒休息的时候也绝不要硬撑哦。

突发状况3 孩子断奶了

断奶并不仅仅只是告别奶瓶如此简单。它更是孩子对婴儿时期的告别，对一个熟悉物件的告别，对睡眠过程中最重要的一部分的告别。可见，断奶绝不可能在瞬间完成。直截了当强行让孩子断奶只会让他觉得不安，让你也觉得痛苦万分。慢慢的渐进式的引导才是正确的方法。

许多妈妈会从白天断奶开始训练孩子，因为白天孩子有多余的活动可以让他分心，还有充足的食物可以提供给他，实践起来更为容易。白天小睡和夜间睡眠的断奶才是最具挑战性的。以下方法或许能给你一些帮助：

1.每晚在瓶中兑一些水，持续几星期，直到瓶中的奶完全替换为水。比起奶和果汁，孩子对水不会有多大的食欲，因此也就不会常常想着了。即便他喝了，也没关系，水至少不会让孩子蛀牙。

2.用小容量的瓶子替换原先的奶瓶，或换一个外观惹眼的瓶子，里面装上较少的奶。等到孩子习惯了小瓶子，你再将奶减少到四分之三，再逐渐递减至一半。你也可以借用上一个方法，用白水予以替代。

3.用奶嘴、牙胶替代奶瓶。

4.在孩子通常会醒来的时候，用一小杯奶替换一整瓶奶，或者同时给他两个，小杯里装着奶，瓶子里装着水。

5.在孩子睡前，先给他吃一些点心，喝一点东西。如果他要是吃饱了，就不会惦记着奶瓶了。然后，在他睡觉的时候，在旁边只准备一瓶或一小杯水即可。

6.调整你的睡眠计划，改变那些能常见到奶瓶的活动地点。举个例子，你可以换个地方给孩子讲故事，比如在沙发上。用这些小技巧来分散孩子对奶瓶的注意力。

7.试一试第102页上介绍的“为孩子写本睡眠小书”的方法。

8.保持充分的耐心，有些孩子需要更久的时间才能彻底断奶。要是你和孩子为这事心烦意乱了许久，那就暂且休息一两个月，等到情绪平复后再试试看。

突发状况4 想让孩子戒掉奶嘴

一些专家建议父母应未雨绸缪，在孩子一岁前就帮助他戒掉奶嘴。因为随着孩子慢慢长大，他对奶嘴的依赖会越来越大。然而，有一些人认为如果孩子的牙齿尚处于发育阶段，还不会说话，那么等到他两三岁或者更大一些时，再让他戒掉奶嘴也为时不晚，因为到那时，你可以给他讲道理，制作画报激励他，或者用其他新鲜事物分散他的注意力。大多数专家认为如果孩子只在睡觉时吸奶嘴，并没有整体依赖它，那就无伤大雅。总而言之，这事还是由你说了算。你比谁都了解自己的孩子，不是吗？只要不牵涉到医学问题，只有你能最清楚地观察孩子与奶嘴的关系以及该使用什么方法帮助他戒掉奶嘴。

如果现在你决定让孩子戒掉奶嘴，可以尝试如下方法：

1.除非你有特别的原因一定要让孩子快速戒掉奶嘴，那么最好请你慢慢地引导他改变。选择一个合适的时间开始教他，避免与家中的其他事情产生冲突，包括弟弟妹妹的诞生、坐便训练、准备上日托班或搬家等等。

2.除特定时间以外，如当他受伤或睡着的时候，尽量减少孩子吸奶嘴的次数。

3.在白天，你可以用别的事分散孩子对奶嘴的注意力。当他吵着要吸奶嘴时，你可以给他唱首歌、给他一只玩具或带他出去转转，总之让他忘记对奶嘴的渴望。

4.规定孩子只能在床上吸奶嘴，或为他专门设定一个区域，以此慢慢减少他吸奶嘴的次数。有些父母会立下“楼下禁止吸奶嘴”

或“只有在汽车座椅上才能吸奶嘴”的规定。

5.当孩子感到不安或疲劳的时候，试着给他多重选择，紧紧地拥抱他，或给他一条毛毯、一只毛绒玩具，这些都可以替代奶嘴，给予他安慰。

6.安排一些新的睡前活动，让他忘记奶嘴的存在。例如，先前孩子总是在你怀里吸奶嘴，那么就把睡前活动移至沙发或床上进行。如果他喜欢边听故事边吸奶嘴，那就用鸭嘴杯或牙胶代替。

7.如果孩子习惯吸着奶嘴睡觉，半夜醒来后为此哭闹不休，你可以试试第144页上的“温和移开法”。

8.一些孩子钟情于“奶嘴小天使”的美好故事。天使专门收集孩子们的奶嘴，将它们藏在枕头底下，要是孩子能乖乖戒掉，她就会送上许多奇妙的玩具。

突发状况5 全家出游度假，在外过夜

和孩子一起旅行是一件充满乐趣的事，只是再完美的睡眠计划也会因此受阻。最好事先做好充分的准备，放宽心去接受各种改变，一切顺其自然吧。

在急急忙忙地开始旅行之前，抱着任由事情发生的心态固然轻松，但是为何不事先做好应对措施，防患于未然呢？你可以认真思考一下以下问题，确保考虑到旅行中所有的细节，包括睡眠问题。充分的准备工作会让你的旅行更顺畅。

1. 孩子在车里睡得好吗？

如果孩子能在车里就睡得不错，那你可以将孩子的睡眠安排在出游的路途中，这样孩子可以在旅行中安睡很久。如果不是，那就在孩子白天小睡后或早上醒来后就立马出发，因为孩子不会仅仅因为这是特殊场合就改变他的睡眠习惯。如果孩子在汽车座椅里睡得舒坦，那就给他换上舒服的衣服，脱掉他的鞋子，再为他盖上一条毛毯。汽车的行驶的声音和发出的震动能够让孩子感到自在惬意，很容易睡着。如果孩子本身就挑剔敏感，那就在白天安排旅行，并且为他准备充足的玩具和活动，时刻保持他的心情愉悦。

2. 是不是可以在旅途中多安排休息呢？

是不是可以沿途休息一下再上路呢？孩子在座位上困得越久，他就越容易焦躁不安，等到该睡觉的时候就越不配合。相反，适当地暂停片刻，和他互动玩耍一番，能够让他自然地感到疲惫。如果你们坐长时间的飞机或火车，那么孩子感到不耐烦的时候，你可以带他在过道里走走，放松一下。

3. 你为旅行中的睡眠准备好了吗？

☐ 遮光板。你可以用它营造出昏暗的环境，有利于孩子睡眠。

☐ 冷却杯和保温杯。你可以用它们为孩子冰冻饮品、保温食物。

☐ 孩子最爱的毛毯、枕头、毛绒玩具和睡衣。

☐ 音乐、摇篮曲、白噪音。

☐ 一个可以时刻观察到孩子的汽车后视镜（除非后座有人专门陪着孩子）。

☐ 供孩子阅读的书籍。

□ 有声读物或柔和的音乐，你可以在孩子睡着的时候播放。

□ 使用电池的夜灯或手电筒，以便遇到特殊情况时使用。

如何让孩子适应在陌生的地方睡觉？

要想解决这个问题，前期的准备必不可少。显然，你不可能完全照搬家中使用的方法，但是可以适当借鉴，以此为基础再制订一个相似的睡眠计划。例如，要是孩子在家中是睡在婴儿床里，你就需要准备一个便携的折叠式婴儿床，并征求孩子的同意。将新床放在他的房间里，事先让孩子在家中躺在里面睡上几晚，消除陌生感。出发时再带上孩子的“睡眠小伙伴”，包括他的毛毯、床单、枕头、毛绒玩具、摇篮曲的光盘、白噪音时钟等。备好一盏夜灯，以便孩子半夜上厕所或更换尿布时使用，在你爱抚他的时候也可以点亮。

至于与孩子一起睡觉的父母，首先要营造一个安全的睡眠环境，全面检查你们的房间以及家具摆设。把床靠墙摆放、移动一下梳妆台和换一条蓬松的棉被可以让房间更安全。如果是租房或住在旅馆里，那也请告诉房东或工作人员，他们也许会帮助你，别忘了之后放回原位。

除此以外，还有许多因素有助于睡眠。诸如按时进餐、白天多晒晒太阳、夜晚保持房间昏暗，以及避免激烈的睡前运动，都能改善孩子的睡眠。

跨时区旅行时，如何调整时差？

带着孩子一起旅行可不是一件容易的事。你要忍受安排一次次被他打乱，包容他对新鲜事物所产生的兴奋劲儿，还要开导他不要害怕陌生人，让他学着适应周围的环境。带孩子进行一次跨时区的旅行，由于孩子体内的生物钟被迫脱离了日常的时间和安排，无疑会使睡眠难上加难。如果你已经在平时因为他的睡眠问题困扰很久了，那么旅游可能会让这个情况更糟。针对这个问题，最重要的就是灵活应变和保持耐心。我介绍几个方法，可以帮助孩子尽快调整时差：

①孩子需大量摄入水、牛奶、果汁或母乳。随身准备足够的无糖健康小点心。不要滥用缓和时差、助眠的非处方药及抗组胺药，这类药物对孩子伤害较大。如需使用，请务必遵循医生的指导。

②一到达目的地，就设置好新的时间。调整进食、白天小睡的时间。多晒太阳将有助于孩子快速调整时差。

③避免孩子在错误的时间白天小睡过久，这会影响调整时差。确保白天小睡时长如往常一样，到点时轻声地唤醒他。通常，孩子会因为身处新环境而很容易醒来。

④时刻留意时间。在旅途中，你会时常忘记何时进餐、何时睡觉。你需要始终按照原来的节奏进行，以防孩子挨饿或过于疲劳。

⑤无论你怎么做，你仍需要一定时间去适应。因此，在刚开始的几天里，不要做太多计划，给孩子足够的时间，慢慢融入新的环境，可以避免他大吵大闹。

第四章

关于睡眠，你需要了解的其他问题

1.孩子睡好了，大人的睡眠问题怎么办？

孩子的睡眠质量正慢慢改善，而你的睡眠问题接踵而至。孩子若睡得不好，时常扰乱你的作息，便会加剧你的睡眠问题，给你制造新的麻烦。一旦孩子的睡眠步入正轨，你就可以着手调整自己的睡眠了。

你的睡眠问题是什么造成的？

也许你已经习惯半夜醒来，现在即便孩子在熟睡中，你也时刻保持头脑清醒。你很久没有睡过一顿安稳觉了。事实上，许多父母已经忘记孩子出生以前自己的睡眠方式了。他们幻想着像过去一样一天能够睡满八个小时，不被任何事任何人打扰。然而，事实上一半的成年人都拥有睡眠问题，他们很难睡着又很容易惊醒。换句话说，如果在孩子出生前你就不能酣睡如泥，那么你现在也不可能做到。

除此以外，年龄也是影响睡眠的重要因素之一。随着不断变老，人所需的睡眠时间也会慢慢减少，但是睡眠问题相继出现。美国睡眠基金会研究发现，荷尔蒙的起伏会影响人的睡眠。他们做过调查，43%的女性表示在经期来之前的一个星期，睡眠质量会有所下降；71%的女性表示在经期，睡眠质量普遍较差；另有79%的女性表示怀孕期间常常会有睡眠问题。

专家指出除了年龄和荷尔蒙，日常的生活压力也会进一步扰乱睡眠。这样看来，成年人其实很少能够整晚安睡不被打扰的了。

了解背后的真相后，你就不能一味地怪罪于孩子了！

如何解决你的睡眠问题？

如何解决你的睡眠问题呢？和孩子们一样，睡眠的质量和数量都会影响你的日常生活。拥有充足且舒适的睡眠对你的健康大有裨益，它让你充满正能量，做一个好家长。每个人对睡眠的需求各有不同，你需要倾听自己内心的真实想法。

接下来，我将介绍一些实用的小贴士。你可快速阅读一遍，尽可能多地去实践。根据自己的需求择其一二，再为自己制订一个睡眠计划。

贴士1 放轻松，不要再思考白天的工作

具有讽刺意味的是，你虽然身体躺在床上，但是你内心却无时无刻不担忧着自己的睡眠，而这只会让你愈发清醒。放轻松，将你床头的闹钟拿走，不要再为自己能不能睡着而拼命挣扎。事情并不会因为你的忧心忡忡而有所好转。你应该做的是养成良好的睡眠习惯，并且每晚执行。

身为家长，你常常会忙得焦头烂额，你也许担心睡眠会霸占了你的其他时间，影响你做别的事情。也许每一次晚睡时，你的内心都懊悔不已，脑中不断浮现着那些所谓“应该”做的事。请停止

这样做，好好休息一下吧！你的身心健康离不开充足的睡眠。更何况，你的精神饱满对孩子也有益——他能够感受到你的快乐情绪。从生理上来说更是如此，若你正处于哺乳期或者孕期，良好的睡眠对你和孩子都是一剂良药。

贴士2 调节生物钟，养成规律睡眠的好习惯

跟孩子一样，规律的睡眠也有助于你体内生物钟的调节。如果每天的作息时间都不相同，那么这大自然赋予我们身体的这份礼物便会遭受破坏——你的生物钟将出现紊乱。渐渐地，你会发现自己总在不恰当的时候感到格外疲惫或异常清醒，有时白天你能够随时随地睡过去，但是一到夜晚，却辗转反侧，痛苦不堪。

这形象地解释了为何许多人有“周一综合征”。如果你在工作日的时候作息规律，你就会发现每一个周五的早上，在闹铃响之前你就已经醒来，而每一个周五的晚上，你努力睁大眼睛看着电影不让自己睡着。可是到了周一早上，即便闹铃已把你唤醒，你却还是头晕眼花、四肢乏力。之所以会这样，是因为生物钟已经习惯你工作日时的规律作息。但是一到周末，你却强迫晚上的生物钟延迟，白天自然也会很晚醒来。到了周一，生物钟又得重新来过。

好在这个问题不难解决。只要选择特定的作息时间，一星期七天都严格按照这个时间表执行，你的生活就会规律、有序。当然，你偶尔也可以偷个小懒。不过，如果你尽力做到始终如一，你的睡眠质量就会大有改善，你也会充满活力、精神百倍。生物钟会引导你在白天积极地工作，晚上放松身心，进入安眠。

世界上只有一小部分的人可以在混乱的作息安排下正常生活，

大多数人包括你我都需要一个规律简单的生活，不是吗?

贴士3 安排好每天的工作，减轻压力

当你的生活忙到一团糟时，压力会随之飙升，这股焦虑的心理情绪就会影响到你的睡眠。一旦清楚了这点，你就知道该从事情的根本下手。没错，让自己变得更有意志力，让你的生活变得更有条理。

你可以写下每天的安排，对每一天的安排了然于胸。神奇的是，纸上的计划落实到细枝末节后，你自然就会放松下来。把这个将计划写下来的过程想象成，把脑袋里所有的日期、时间、任务统统清扫出去，把它们写到纸上，为脑袋腾出了空间。你可以在床头准备好纸笔，以便快要睡着时，如果蹦出了新的想法和任务，可以及时记下它们，然后，就不用去想它们，放心地入睡。

贴士4 饭后不要喝咖啡

让我先告诉你一个惊人的事实——咖啡因会在你的血液中停留6~14个小时！也就是说，你晚饭后喝的那杯咖啡，直到半夜也会依旧储存在你的身体里。咖啡因会使人们过于活跃、头脑清醒，这也是为什么那么多人愿意早上喝咖啡的原因。每个人对咖啡因的承受力各不相同，你可以做下实验，看看自己究竟能喝多少咖啡，是否能够在无论多晚喝咖啡时都不会影响正常睡眠。

如果你母乳喂养孩子，那也要注意他是否也受到咖啡因的影响。目前仍没有医学定论指出咖啡因和婴儿的失眠存在直接关系，但是我们知道，母亲摄入的食物会影响到母乳的数量、质量和味道。因此，细心观察孩子有没有因为咖啡因的摄入而影响了睡眠，

这总是不会错的。

咖啡因不仅仅存在于咖啡中，很多食物里都含有或多或少的咖啡因。其中，咖啡和可乐所含咖啡因含量最多。红茶所含的咖啡因是它们的一半，绿茶则更少。一些饮料（甚至你都不能忽视根汁汽水和橙汁的成分表）、巧克力以及一些非处方药中都含有咖啡因，虽然含量不多，但也需小心谨慎。

贴士5 戒烟

你是个睡眠质量差的烟民吗？现在让我告诉你，这两者之间存在必然的因果关系。研究证明，吸烟的人平均需要花更长时间才能入睡，半夜醒来的次数更多，并且更容易失眠。此外，吸烟的人更有可能因呼吸道问题而影响睡眠。

如果你想改善你的身体状况，并且愿意在孩子面前树立一个好榜样，那就戒烟吧！

贴士6 谨慎服药，少量饮酒

如果你正在服药，你需要咨询医生，确保药物不会产生任何副作用。通常人们只知道药物会让他们嗜睡，却并没有意识到它们有时也会产生截然相反的作用，让你变得异常亢奋。

而夜晚喝一两杯葡萄酒或啤酒也并不会影响你的睡眠，还会让你产生睡意，然而物极必反，喝多了就会出现回弹反应，导致你在几个小时候的半夜失眠。酒精还会影响睡眠质量，容易浅睡眠，并且扰乱你的睡眠周期。

贴士7 养成每天锻炼的好习惯

养成每天锻炼的好习惯益处多多，第一大好处便是能大大改善你的睡眠质量。大量研究证明适度且规律的运动能有效减少失眠，提升睡眠质量。

你需要养成一个规律：一周有氧运动3～5次，每次30～45分钟。在睡前的3个小时前进行锻炼，效果更佳。因为如果过晚，只会让人处于兴奋状态，不利于睡眠（当然也存在例外。有些人在剧烈运动后更容易睡着。保险起见，你可以做个实验，看看这方法到底适不适合自己）。

贴士8 调整睡眠环境，让自己更舒适

好好环顾一下你的卧室，所有的摆设、装饰是否有利于你放松身心，拥有健康的睡眠？具体情况因人而异，但大致以下有几个方面：

· **舒适度** 你的床垫是否舒服？你有没有获得足够的支撑？你喜欢那条毛毯吗？它会让你觉得多余吗？你的枕头是否足够柔软，厚度是否恰到好处？它的材质能否令你感到舒适？先从这些细节上调整吧。

· **温度** 如果晚上感到过冷或过热，你就会频繁醒来。尽量将你的睡眠环境调整到最让你感到惬意的温度。如果你的爱人或和你同睡的孩子有不同的需求，试试自己换套不同厚度的睡衣，准备一台电扇，或者多加一条毯子。

· **噪音** 一些人喜欢在安静的环境下睡觉，一些人则喜欢在有背景音乐或白噪音的陪伴下入眠。同样，如果你的爱人或小孩喜欢有声音，而你倾向于安静，那就给自己准备一对耳塞或给他们一副耳

机听音乐吧。

·灯光 如果你喜欢在漆黑一片的屋内睡觉，那就拉上窗帘。如果你喜欢光亮，那就拉开百叶窗或打开夜灯（半夜你起身上厕所或照看孩子时，请注意谨慎用光。过亮的光线会使你的生物钟误以为已到清晨）。如果爱人喜欢在有光的环境下睡觉，而你和孩子则希望能够拉上窗帘，那就想办法平衡彼此的需求。你可以戴上眼罩，或只拉开一边的窗帘，一半的黑暗也能给你足够的安全感。

·活动 人们喜欢在床上看电视甚至打开电脑工作。但如果你只在床上阅读、亲热、睡觉，那么你对床就有了更明晰的联想，睡眠也会变得更好。

贴士9 安排睡前活动

为孩子制订睡前活动可以改善他的睡眠，你也不例外。父母们常常在度过了那悠闲的一小时，安顿完孩子之后，自己正要昏昏欲睡，却要立马振作起来，继续处理各种琐事。直到你一切搞定准备休息时，抬头一看时钟才发现已经半夜了！

这时，你需要适当的睡前活动助你入睡。你可以阅读、听音乐或安静地坐着喝一杯茶。避免睡前从事过于兴奋的活动，诸如回复邮件、做家务活、看电视等，这些只会让你头脑保持清醒。

光线过亮会传递给你身体一个错误的信号，使你误以为进入了白天的工作模式。因此，睡前应尽量把屋内的灯光调暗。身处于昏暗、安静的环境中，你身心很快就会放松下来，进入睡眠状态。

贴士10 睡前适量吃些助眠食物

当胃里的食物不多不少正正好时，你的睡眠质量也是最好的。吃完一顿大餐，你也许会觉得有些困倦，但是身体却仍处于全力消化的过程中，这会扰乱睡眠。然而，如果肚子里空空如也，那么半夜你也很容易因为饥饿而醒来。因此，正确的做法是适量进食，在睡前1~2小时吃一些简单少量的点心，具体哪些食物有助于睡眠，可参考第68页。

贴士11 冥想，舒缓身心

常常，当我们躺在床上准备睡觉时，身心却仍处于待命的状态。大脑不断地运转，思绪万千，我们依旧清醒。若想舒缓身心，在脑中想一些平和、轻松的事情，你可以这么做：

①**冥想** 逐渐从白天兴奋的状态中平静下来，准备入睡。适当地做一会儿瑜伽可以帮助你放松肌肉，提升睡眠质量。

②**深呼吸** 呼气时默念“放松”，慢慢调整，进入到舒缓的状态。你也可以想象自已正躺在沙滩上自由呼吸。

③**使用渐进式放松法** 从双脚开始，感觉你双脚的重量，慢慢变软至完全放松。然后，想象有一股暖流，上升到了你的右腿，再重复相同的步骤，上升到不同的地方。最后，到达你的头部，这样身体的每一个部分都彻底平缓下来了。此时多数人早已进入了梦乡或者几乎要睡过去了。

贴士12 白天适当小睡

要是你一直喜欢白天小睡并且有这个良好习惯，请继续保持。

选择一天中你感到较疲惫的时间，通常是中午，安静地睡上一会儿即可。白天小睡过长过晚会导致夜晚失眠，因此，白天小睡时间无需太长，10～30分钟的小憩就能达到最好的效果。

要寻求专业帮助吗?

如果你患有慢性失眠症、其他睡眠障碍或者生理上的疾病，请及时就医。

2.孩子睡觉时，应做好哪些安全防护措施？

以下信息皆出自专业机构，包括美国消费品安全协会、美国儿童安全组织以及美国儿科协会，内容权威可靠。请仔细阅读这一章节，并认真思考。请注意，这些事项只限于家中卧室的睡眠安全，作为父母你也不能忽视孩子在外的安全问题。另外，不同的家庭、不同的孩子会有不同的需求，因此备忘录并不能做到十全十美，适用于任何人。关键在于你自己应该做足功课，时刻确保孩子的人身安全。

□ 孩子身上、身下都不宜有大而厚重的毛毯，以防被它们缠住身体，引发窒息危险。孩子应该身穿一件贴身内衣和舒适的睡衣，再盖上一条儿童尺寸的毛毯。孩子18个月以后，就应让他睡比较硬的儿童枕头。

□ 不要让孩子感到过热或过冷，保持卧室的温度宜人，控制在18℃~22℃。

□ 避免任何人在孩子附近吸烟。孩子吸二手烟会导致健康问题，可能包括睡眠呼吸暂停综合征、过敏和哮喘等。

□ 孩子的睡衣最好采用抗燃质地，尺寸要贴身舒适，不要过大。如遇火灾，棉睡衣会引发危险。

□ 不要让孩子睡在过于松软的东西上，包括枕头、水床、懒人沙发、海绵垫、羽毛床等等。孩子应该睡在坚实、平整的床垫上，床单应柔滑且不易褶皱。

□ 避免孩子睡觉的周围摆放夜灯、台灯及其他一切电器物品。

□ 在孩子的卧室中安装烟雾警报器，并时常检查其功能是否完好。如果有条件，也可以再安装一氧化碳警报器，记得勤换电池。

□ 不要让孩子睡在窗户或窗帘旁边。

□ 定期带孩子做身体检查。如果孩子有任何不适或发烧，请及时就医。

□ 不要动手打孩子（儿童虐待多发生于父母长期缺乏充足睡眠、精神濒临崩溃时。如果你感到自己情绪即将失控，请将孩子放在一个安全的地方或托他人照管片刻，深呼吸，好好调整一下自己的情绪）。

□ 不要将奶嘴用绳子、橡皮筋等固定在孩子的手上、脖子上，这也许会使他们受伤。

□ 一旦孩子离开家外出，不管是在汽车座椅上、婴儿推车里还是陌生的地方，确保做好所有的安全防护措施。

□ 当孩子坐在汽车座椅上、婴儿推车里、儿童椅和秋千上，请务必系好安全带。

□ 不要让宠物独自靠近熟睡中的婴幼儿。如果你打算在孩子的卧室内添置一个宠物，请慎重考量。

□ 学习心肺复苏，并教会家中所有成员。

□ 如果其他人（爷爷奶奶、保姆等）照看孩子，请确保他们清楚每一项安全防护措施。

□ 时刻保持孩子的卧室干净整洁。经常清洗床上用品。在给孩子换尿布及准备食物前，请洗净双手。同时，孩子也需要勤洗手洗脸。

□ 留意自身身体状况。

孩子如果睡摇篮或婴儿床，应做好哪些安全防护措施？

□ 确保孩子的婴儿床符合国家安全标准和出厂标准。选择那些有安全认证标志的产品，尽量不要使用旧的、二手的婴儿床。

□ 床垫与床面需大小符合，两旁不能留有空隙（以两个手指的宽度为标准，若空隙过大，则这个床垫并不适合）。

□ 床单要牢固紧实，不会因为孩子的拉扯而变松，以防孩子不幸缠住，引发危险。不要使用任何塑料质地的床垫或其他塑料床上用品。

□ 摘除装饰性的物品，诸如丝带、蝴蝶结等。如你使用缓冲垫，确保它覆盖住了整个婴儿床，包括角落和边缝都不能马虎。紧紧固定住，剪掉多余的线头。

□ 在孩子学会使用双手、膝盖支撑自己前，请勿移出缓冲垫，并且不要让孩子利用缓冲垫爬下床。如果孩子学会了借助外力站起来，你需要将床垫尽量放得越低越好。同时，确保婴儿床周围没有任何危险，以防孩子爬下床后受伤。不过，要是孩子学会了攀爬，那就是时候告别婴儿床了，将床垫放在地板上，或引导他到普通的儿童床上睡觉。

□ 时常检查每一个螺丝、螺栓、弹簧及其他硬件部分，确保它们足够牢固。如有任何部件损坏或遗失，请立即联系维修商予以更换。婴儿床的底座需十分坚固、稳定，孩子躺在里面翻动身体时不能四处摇晃。仔细检查每一块板条，确保它们牢靠稳固，板条间的缝隙最大不能超过6厘米。

□ 床的四个角柱最多不能超过顶部面板1.5毫米。不要选择那些角柱过分装饰的婴儿床，床头板和床尾板的设计也要小心，不能存在危险，如边缘过于锐利或上面有可以轻松移动的部件等。时刻竖好护栏，并牢牢锁住。不要让孩子学会如何除去护栏。

□ 孩子熟睡或无人在旁看护时，请不要在他的上方悬挂手机或玩具等物品。它们有可能会突然掉下伤到孩子，或孩子会试图伸手去拉扯玩具，从而导致危险。

□ 如果你使用的是便携式婴儿床，请确保已正确并安全上锁。

□ 确保你随时可以听到孩子的动静，或安装一个婴儿监护器。

□ 查看说明书，确认床能承受的最大重量及体积，以防损坏。

□ 如果孩子在外，确保他所睡的其他婴儿床也符合以上要求。

和孩子一起睡时，应做好哪些安全防护措施？

如果孩子和你或者其他孩子一起睡觉，你需要做好以下安全措施：

□ 你的床必须非常安全。最好的方法是把床垫放在地板上，然后检查床垫上没有任何裂缝，以防孩子陷进去。床垫要平整、牢固、顺滑。不要让孩子睡在过软的床面上，如水床、懒人沙发等。

□ 确保床单紧实牢固，不易被孩子扯松。

□ 如果你的床是腾空于地面的，请在四周竖好防护栏，以防孩子摔下。确保床垫与床头板、床尾板完全贴合，没有缝隙。

□ 如果你的床是靠着墙或其他家具摆放的，请每晚检查床垫与墙面、家具之间没有缝隙，以防孩子在睡梦中卡住。

☐ 使用大号的床垫，保证每个人都有足够的空间。

☐ 你可以在床边附加一个小床。

☐ 确保房间内足够安全，以防孩子在你睡着的时候爬下床，在屋内探索时而发生意外。即便他现在还不会爬，但他总有一天会这么做的，防患于未然准没错。

☐ 如果出现以下状况，请不要和孩子同睡：你喝酒后、你在用药期间、你睡得很沉，或者你正处于极度缺乏睡眠的状态。

☐ 如果你块头很大，请不要和孩子一起睡觉，因为你的超重会在无形中给孩子造成伤害。事先试验一下两人的睡眠情况。如果孩子爱黏着你，或床垫上有一处较大的凹陷，或你担心有任何危险，那就把孩子放到床边的婴儿床里或他自己的床上睡觉。

☐ 谨慎地挑选枕头及毛毯。毛毯不能过大或过重。枕头不能太大、太深或太软。记住人在睡眠中身体会逐渐变暖，确保孩子不要感到过热。

☐ 你的睡衣上不要有任何线头或长的丝带。不要穿戴饰品睡觉。另外，如果你的头发很长，请扎起来睡觉。

☐ 不要让宠物与孩子睡在一起。如你打算这么做，请小心谨慎。

☐ 不要单独把孩子留在你的床上，除非你已做好了充分的安全防护措施。比如你在地板上放置了一张床垫，或你就在附近时刻留意着孩子的动静。

孩子如果睡双层床，应做好哪些安全防护措施？

□ 六岁以下的孩子不能睡在上铺。

□ 床垫的尺寸应与床面完全吻合，和床头板、床尾板之间不应留有缝隙。

□ 你需要挑选上铺外圈设有长护栏的双层床，并有足够的螺丝、螺栓加以固定。如不满足这些条件，你可以自己动手加工一下（你可以使用织物软垫或另外添加木板，不要使用那些有弹簧的床栏）。请确保孩子不会跌入空隙处。

□ 不要将没有护栏的双层床靠墙放置，孩子有可能会卡在床与墙的缝隙中。

□ 确保床面的横板牢固安全，不会脱落。

□ 你也可以挑选那些附有简易爬梯的双层床，但最好在购买之前，观察一下孩子是否已具有爬梯的能力。

□ 教孩子只能使用爬梯上下床，绝对不能从上铺跳下来。

对于孩子的卧室，应做好哪些安全防护措施？

有时，孩子也会一时兴起，充满好奇心，独自探索房间。即便他和你睡在一起，他也可能在你熟睡时，下床来回走动。你和孩子的房间是否安全呢？你可以对照以下列表仔细检查。

□ 将所有插座盖住。

□ 牢牢固定每件家具，以防倾斜。包括梳妆台、书架等。

☐ 在家具的边缘处用缓冲垫包裹住。

☐ 把窗帘、窗帘绳放在孩子够不着的地方。

☐ 给夜灯做好防热措施。

☐ 将化妆品及其他孩子容易误食的小东西锁进抽屉，或放在一个孩子不会去的房间内。

☐ 将电源线收好，外面裹上隔离套。

☐ 把室内的盆栽放在孩子够不着的地方。

☐ 婴儿床和家具要远离窗户摆放。

☐ 将玩具放进无盖的收纳箱里或有儿童专用安全盖的箱子里。

☐ 不要在高处摆放体积庞大、分量较重又引人注意的玩具。

☐ 不要给孩子使用电热毯等相关产品。

☐ 安装窗户防护栏。

☐ 门槛边不要放置可以移动的塑料块或橡胶头。

☐ 在门口安装监控器、对讲机或警铃，以便你时刻掌握孩子的动向。

☐ 房间内不要放小型玩具及其他孩子容易误食的东西。

☐ 在孩子卧室的窗户外贴上贴纸，以便发生火灾时能告诉消防员这是一间儿童卧室。

☐ 高层住户建议安装太平梯。

☐ 家中如有阶梯，请竖好安全围栏。

☐ 必要时寻求专业人员的帮助，完善家中的儿童防护措施。

3.孩子一直睡不好，是患有睡眠障碍吗？

我们按照书中的方法实践了两个月，但是孩子的睡眠问题依旧没有改善。我们哪里做得不对吗？是不是孩子有睡眠障碍？

你付出的汗水也许会换来成功，也许并不能一帆风顺。关键之一在于，你在进行计划之前，是否妥善解决了孩子的睡眠障碍。你应当从一开始就时刻观察孩子的表现并思考这个问题。鉴于我们无法坐下来边喝咖啡边好好聊聊孩子的状况（要是那样该多好啊！），我特地单独撰写了这一章的内容，帮助你理清计划中哪些是切实有效的，哪些则需要改进，以及教你如何分辨孩子是否存在睡眠障碍。

首先，你需要根据第17～19页上的睡眠记录，填写下一页上的“睡眠计划执行前后对比表”。记录下从你开始执行睡眠计划的第一天起孩子的真实情况及具体变化。

然后，再花些时间仔细回答之后的问题，这么做有助于分析发生的所有情况。如果你愿意，你可以与爱人、亲人或任何你信任的人展开讨论。你也可以加入或自己建立一个育儿组织，和其他爸爸妈妈们分享育儿经验，共同进步。

睡眠计划执行前后对比表

	第一次记录	目前	改变的程度
白天小睡次数			
白天小睡时长			
夜晚睡眠时间			
早晨起床时间			
半夜醒来次数			
最长能睡多久			
睡眠总时长			

睡眠计划执行情况问答

你是如何执行计划的?

☐ 我准确地按照每一步计划执行。

☐ 我按照一部分计划执行。

☐ 我起初执行得不错，后来慢慢地半途而废了。

☐ 计划?什么计划?（赶紧从头开始，制订一个计划吧！）

你有没有发现孩子在某一方面有所改善?（例如：白天小睡时长增加了三十分钟，晚上睡得更早或半夜醒来的次数减少等。）

____

孩子的睡眠哪一方面进步最大？

____

为什么？你具体做了什么促成了那么大的进步？

____

孩子的睡眠哪一方面进步得最慢？

____

为什么？你具体做了什么导致进步很慢？

____

你对孩子的睡眠习惯有新的认识了吗？

____

你认为计划中的哪一部分对改善孩子的睡眠作用最大？

____

有哪些问题是在你试尽方法后仍未见效的？你认为书中哪些内容应该结合运用到你的计划中？

____

你打算做哪些调整？又将加入哪些新的方法？你会坚持按照计划执行吗？

____

孩子是否患有睡眠障碍?

你是否有这样的困惑——明明计划清晰、具体、富有针对性，你也始终如一地执行着，但孩子的睡眠问题依旧存在。如果真是如此，孩子很有可能患有潜在的睡眠障碍或其他生理上的疾病，使他无法安睡。大约有10%的孩子患有睡眠障碍，如没有进行予以确诊再加以治疗将很难根除。

睡眠障碍是一种非正常睡眠的生理状态。研究证实多达90%的有睡眠障碍的人群未得到诊断与治疗。事实上，只要及时就医，孩子和你的睡眠质量都会大大改善。

如何判断孩子是否患有睡眠障碍?

我将列举一些常见的儿童睡眠障碍表现出的症状。这些症状也可能暗示孩子患有其他生理疾病，诸如哮喘、过敏或胃食道逆流症（详见第276页），而这些疾病会引发和恶化不少睡眠问题。对照下面的症状，再决定是否需要带孩子就医。

- 几乎每晚睡觉都会打鼾；
- 鼾声很响；
- 难以入睡；
- 睡觉时常常用嘴巴呼吸；
- 睡觉时，他会突然窒息、喘息或屏住呼吸；
- 夜间经常咳嗽；
- 即便人非常疲惫，仍旧很难入睡；
- 夜间每隔一两个小时就要醒来一次，且使用的方法几乎无效；

- 即便晚上睡得不错，第二天依然感到疲劳甚至嗜睡；
- 睡觉时大量出汗；
- 经常夜惊或做噩梦，且情况严重；
- 睡眠姿势怪异扭曲；
- 起床时经常感到头疼、胃灼热或喉咙疼；
- 有鼻音，经常用嘴呼吸；
- 已经年满六岁，白天可以自己上厕所，但一到晚上仍旧会经常尿床（六岁以下的孩子多是因为膀胱发育不完全造成的尿床）；
- 即便晚上睡得不错，第二天依然很难起床，或起床后依旧昏昏欲睡；
- 有时，当孩子极度情绪化的时候，肌肉会感到软弱无力（比如大笑大哭时）；
- 白天经常感到松懈无力、烦躁郁闷或极度活跃；
- 看电视或在车上时，能很快入睡；
- 已经试遍了各种方法，但睡眠问题依旧很严重，令人头疼。

孩子如果有睡眠障碍的症状，怎么办？

如果你察觉出孩子有任何睡眠障碍的症状，请勿擅自诊断，或在没有医生的正确指导下给他服用助眠药物或中草药。一些药物也许会适得其反，置孩子于危险之中。

你可以去很多机构进行诊断。专业人士会根据孩子的情况给出治疗方案。每个孩子的病症轻重不同，治疗的方法也不同，效果也会有所差异。因此，你也许需要多次复诊，直到孩子彻底康复。但即便治疗的过程再艰难，为了孩子的身体健康和幸福生活，请你不要轻言放弃。

以下是几个主要的应对孩子睡眠障碍的方法：

方法1 带孩子就医

经常为孩子做例行检查的儿科医生或看护人员会先做一个基础的诊断，确认孩子是否患有睡眠障碍、应该如何治疗以及是否需要去进一步咨询睡眠专家的意见。一般的医疗人员可能并不能解决睡眠问题，如果你对诊断结果有所疑虑，完全可以再另寻医生。

方法2 带孩子去睡眠障碍治疗中心

必要时，你可以带孩子去睡眠障碍治疗中心就诊。那里的医疗人员都接受过专业的睡眠治疗训练，能使用权威的仪器进行诊断与研究。你可以通过当地的医院咨询相关具体信息。

方法3 尝试采用替代疗法

替代疗法是指常规西医治疗以外的补充疗法，种类繁多。如果它适合你们家庭的情况，不妨一试，其中不乏对治疗睡眠问题颇有成效的疗法。

· **整体医学和顺势疗法** 这是两种纯天然的全身治疗方法。顺势疗法的医生会对孩子进行全面细致的了解，包括他的性情、饮食习惯、病历以及家族健康史，然后为孩子选择最恰当的治疗方法和生活方式，最大程度上改善孩子的睡眠情况。顺势疗法的治疗药物有很多，大多取自于矿物、植物和动物。

· **自然疗法** 这是一种集自然医学与医疗诊断科学于一体的疗法。自然疗法的医生能够对身体的各种问题进行诊断、预防与治疗，包括睡眠问题。治疗手段多利用自然因素，包括空气、光、水、振动、热能或电，也会有水疗、心理治疗、营养学、按摩辅助治疗等。除此以外，再结合调整生活方式，服用化学及植物药物、纯天然食物、中草药等。

· **脊椎按摩疗法** 主要通过调整人体的骨骼支架，尤其是脊椎来达到治疗的目的。医生可以有效诊断出孩子的睡眠障碍，并给予相应的治疗。

· **针灸** 属自然疗法。它可以治疗疾病，改善身体健康。毫针将刺进人体特定的穴位，通过刺激穴位达到治疗疾病的目的。一些睡眠障碍可以通过针灸予以治疗。

· **颅骶疗法** 属整体医学。理疗师、按摩师及脊椎按摩师通过按摩大脑和脊椎外围的头骨，脑膜及脊髓液来缓解压力，增强身体机能，改善睡眠质量。

· **儿童心理学医生及家庭治疗师** 他们能够帮助你诊断睡眠障碍，提供治疗建议。

不同的家庭会选择不同的治疗方法，无论你的选择是什么，请确保你已对你所选择的方法做过全面细致的研究。此外，请不要急于判断方法是否有效，睡眠障碍鲜有快速根除的。投入大量的时间与精力，保持充分的耐心，给予孩子足够的关爱，这才是最重要的。你要相信，因为你的倾力付出，孩子将会获益一生。